忙しくても能力がどんどん引き出される

子どものためのベスト睡眠

著者
愛波あや
乳幼児睡眠コンサルタント

監修
三池輝久
熊本大学名誉教授

Best Sleep for Busy Kids

KADOKAWA

はじめに

はじめまして。睡眠コンサルタントで二人の男の子のママの愛波あやです。科学的根拠に基づいた睡眠の知識を、10年以上伝え続けています。

私が睡眠の勉強を始めたのは、長男が0歳の時に全く寝てくれず、どうにか改善して育児を楽しみたい！　と思ったのがきっかけでした。それから今日まで、子どもの睡眠で悩んでいる方々に毎日、睡眠改善のアドバイスをしています。

「もっと早く対応しておけばよかった……」と私のクライアントは必ずおっしゃいます。私自身も「正しい睡眠の知識を知っていれば、子育てにこんなに苦労しなかったのに」と感じていたので、その気持ちは理解できます。なぜなら睡眠の悩みが改善すると、自分に対するいらだちや自己嫌悪、子どもの学力などのさまざまな悩みが不思議なほど解決されてくるのです。

睡眠は生活の基盤であり、しっかり質の良い睡眠がとれていないと、どんなに頑張って勉強やスポーツ、楽器の練習をしたとしても身につきにくいのです。特に子どもにとっては、「やり抜く力」を育むためにも睡眠は重要な要素になります。

本書は論文をもとに、科学的根拠に基づいた内容となっています。ただ、長年のコンサルティングの経験から「すべて科学的根拠に基づいた育児」をしていると自分の子どもに合わなかったり、正しいことを求めすぎてしまい苦しくなってしまうことがあります。私は常に、ご家庭やお子さんの状況や環境を考慮したうえで最適なアドバイスをしていきたい、そして、すべて完璧じゃなくていいと考えています。

ご自身ができることから無理なく行動をしてみると生活が徐々に変わってくるはずです。ぜひ勇気を出して少しずつでもよいので実践してみてください。本書が、お子さんとご家族がより幸せに生活できる手助けとなればとても嬉しく思います。

愛波あや

目次

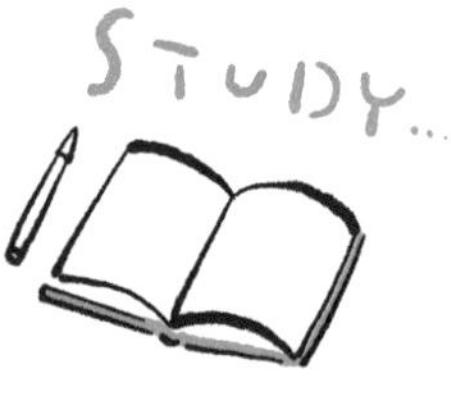

第1章
ねんね期卒業後の幼児のねむり

第2章 小学校時代で訪れる、ねむりの劇的変化

第3章

大忙しの小学校高学年、ねむりを充実させるには

第4章 中学生～大人だってねむりが大事！

STAFF

デザイン　新井大輔、八木麻祐子（装幀新井）
イラスト　冨田マリー
DTP　山本深雪、山本秀一（G-clef）
校正　麦秋アートセンター
編集協力　知野美紀子
編集　川田央恵（KADOKAWA）

Best Sleep for Busy Kids

序章

日本の子ども いまのねむりって？

「ねむり（睡眠）」は脳と体の基礎を作り、
生きる力も育む大切なもの。
日本の幼児から小学生、
そして中高生は世界の子どもと比較すると
睡眠の時間が足りていないと思われがちですが、
実際はどうなのでしょう。

子どものねむり、大丈夫？簡単チェックリスト

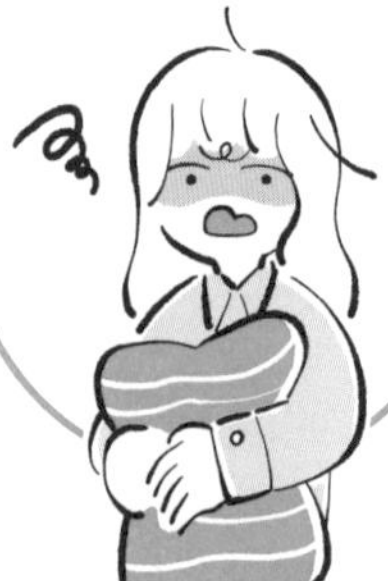

塾での授業やクラブチームの練習が遅い時間にまで及ぶことがあり、小学生でもベッドに行く時間が22時を過ぎてしまう……というご家庭もあるでしょう。心配な時は次のページの項目を確認してください。お子さんの生活を振り返り、当てはまるものがあれば、ぜひ睡眠と睡眠環境を見直してほしいと思います。

子どもはぐっすり眠れている？　脳と体を育む睡眠チェック

□朝、親が起こさないと起きられない
□朝、起こしてもなかなか布団やベッドから出られない
□目覚めた時に機嫌が悪い
□学校に遅れてしまう
□学校で居眠りをしてしまう
□いつも疲れている
□就寝時刻が22〜23時と遅い
□夜中に目を覚ます
□週末に寝だめをしている
□朝起きた時に頭痛・吐き気・めまいなどの症状を訴える
□全身の痛み（頭痛、腹痛、腰痛、目の痛みなど）がある
□友人や先生などとの対人関係のトラブルが増える
□勉強ができなく（しなく）なり、成績が下がる

勉強も運動も！パフォーマンスの基本は睡眠

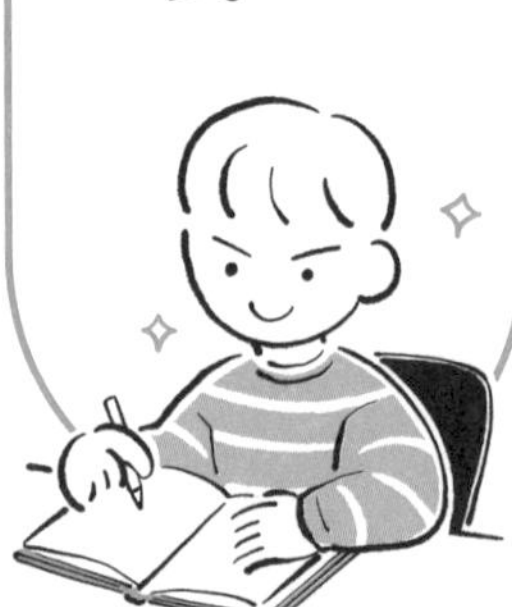

学校で友達と勉強をして、放課後は公園で遊び、帰宅後は夕飯を食べ、お風呂に入った後は自然と眠くなって布団に入る。以前はそれが小学生の姿だったように思いますが、今の日本ではそんな子どもの姿を見るのは難しいかもしれませんね。小学生の子どもたち、特に中学受験を目指す子は学校から帰宅後、ランドセルから塾のカバンに背負い直し、そのまま21時近くまで塾で勉強を頑張っていることも。帰宅後、夕飯とお風呂を済ませたらあっという間に22時を過ぎてしまい、さらに勉強をして、寝るのが24時近くなるということもあるようです。

総務省の調査では、小学6年生の平日の平均就寝時間は22時3分で、スポーツ庁による小学5年生への睡眠時間の調査では、一番多い回答は「8時間以上9時間未満」でした。この結果を、国の推奨する小学生の睡眠時間（9～12時間）と照らし合わせると、「9時間眠れているから大丈夫」と思うかもしれませんね。でも9時間は最低の睡眠時間。**日本の子どもは睡眠時間がもっと必要**なのです。睡眠時間が足りないと体調不良や精神的な不安、肥満を引き起こすと言われています。また、**勉強していても、睡眠不足になると集中力や注意力が低下することでパフォーマンスが落ち、成績の低下にもつながるのです。**さらに**運動をしている子にとっても、睡眠時間が短くなるにつれケガのリスクが高まるという結果が出ています。**

とはいえ、お母さんやお父さんが子どもの睡眠を軽視しているとは私は思いません。頑張る子どもたちの環境や持てる時間は容易に変えられないからこそ、なんとかその中で良い睡眠をとらせてあげたいと悩んでいる声を多く聞くからです。勉強も運動も、本領を発揮するためには基盤となる睡眠が大切です。だからこそ、**「子どもにとってのベスト睡眠」**をみなさんと一緒に考えていきたいと思うのです。

赤ちゃん期を過ぎると親は睡眠への関心を失う？

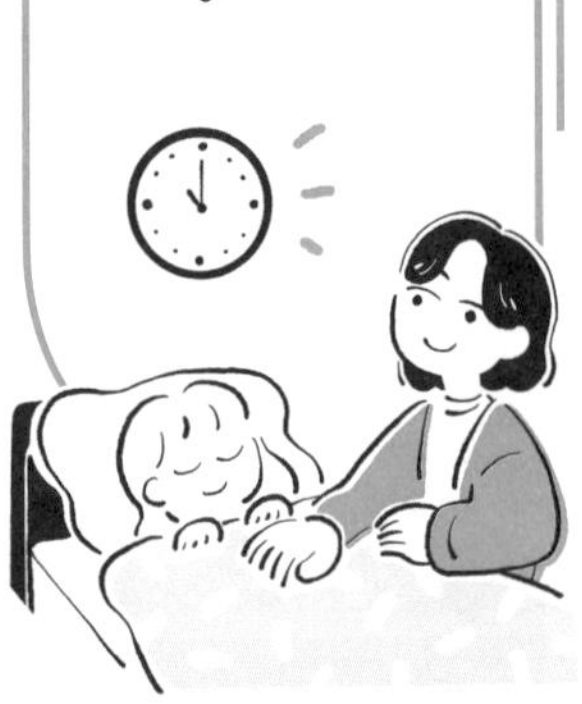

子どもが赤ちゃんの頃は「早く寝かせなくちゃ」「睡眠時間は足りている？」と気にしていませんでしたか？　でも、子どもが小学校に入る前後になると睡眠が大事なのはわかっているけれど、学業が重視されるので関心が薄れてしまうようです。

しかし、**睡眠リズム（就寝・起床時間が決まっていて、十分に睡眠時間がとれていること）の良い子どもと悪い子どもの学力を比較すると、最大で38・6％も学力差が出る**、と聞くとどうでしょう。広島県教育委員会が小学5年生に行った調査では、睡眠が5時間以下の場合：国語51・9点／算数53・9点、5時間〜6時間の場合：国語61・8点／算数65・8点、9時間～10時間の場合：国語70・3点／算数73・7点という結果が出ました。寝ないことには学力が伸びにくいと知ると、就学期こそ、親が子どもの睡眠をもっとケアしなければという気持ちになりませんか？

私はニューヨークの文教地区といわれる地域で子育てをしているのですが、ここに住む家庭は教育にとても力を入れています。子どもはアメリカのトップ大学に入るために勉強やスポーツ、ボランティアなどの活動を行い、親は子どもの送迎や食事など、日本の親と同じようにサポートをしています。そして、そういう**教育を重視する家庭ほど睡眠を大切にしている様子が見られます。**実際、周囲で小学生が22時に寝ているという話はあまり聞きません。習い事などで遅くなりそうなら親が早めに帰宅させる、携帯やパソコンなどは部屋に持って行かせないなど、子どもの睡眠時間をなるべく削らないように親がコントロールしているのです。

習い事、宿題、食事、睡眠……と配分を考えると、「睡眠は削ってもなんとかなるかな」と思ってしまいがちです。でもこの意識を変えないことには、子どもに最高の睡眠をプレゼントすることができないのです。

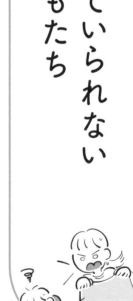

忙しくて寝ていられない日本の子どもたち

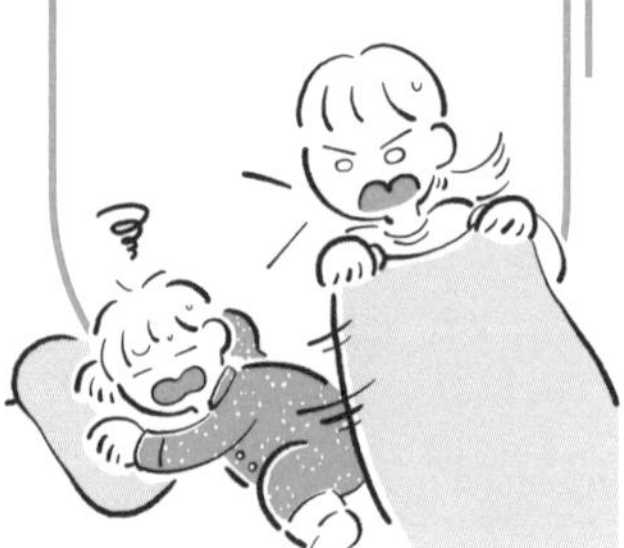

　ここで一つ質問です。お子さんが自然に起きて「おはよう」と機嫌よくあいさつをしてくれたのはいつですか？　「小さい頃、ニコニコしながら自然に目を覚ましていたのは記憶にあるけれど、最近は私が起こさない限り布団から出てこないし、機嫌が悪い」なんていうご家庭もあるかもしれませんね。実は**「子どもが自然に起きられない」というのは睡眠不足の証**なのです。

　日本の子どもたちは世界的に見ても睡眠時間が短く、寝不足ぎみであると報告されています。世界17の国（地域）で、0〜3歳の子どもを持つ親に対して就寝時間と総睡眠時間を調べたデータによると、もっとも早い就寝時間は20時前で、総睡眠時間は13時間を超えています。一方、**日本の平均就寝時刻は21時17分**で、22時以降に寝る韓国や台湾などと比較すると早めですが、**総睡眠時間では日本が17の地域の中で一番短い11時間37分**です。これは就寝時間が遅いわりに起床時間が他国より早く、昼寝の時間も短めという状況が影響しているようです。

0～3歳に限らず、日本の子どもは忙しくてしっかり寝られていないのが実情です。同志社大学の調査では、1～6歳の30％は22時過ぎに就寝していることがわかりました。共働きの家庭では、帰宅してから食事やお風呂の準備をして、宿題を見ていたりすると、寝る時間は遅くなってしまいます。塾や習い事があればその時間がさらに遅くなるのはしかたありません。それなのに翌朝の登校の時間は変わらないので、子どもの睡眠はどんどん短くなってしまうのです。

日本の子どもたちの睡眠は危機的状況にあるといっても大げさではありません。たかが睡眠、されど睡眠。未来の子どもの心と体と脳を作る基礎となる睡眠時間を少しでも確保して、質を上げられるのは親であるみなさんにしかできないのです。

「賢さ」「生き抜く力」はねむりでこそ育まれる！

睡眠不足だとだるかったり頭がボーッとしたりするので、睡眠が大切なことは大人も理解しているでしょう。でも、睡眠が「賢さ」や「生き抜く力」を育てる、と聞くとピンとこないかもしれませんね。しかし、寝ている間に脳は発達し、感情が整えられるのです。十分な睡眠を得ているとこれらのメリットがあります。

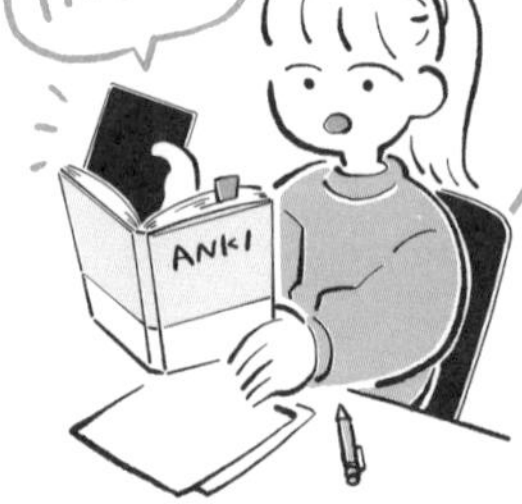

集中力と注意力の向上

睡眠不足になるとぼんやりしてしまい、集中力の低下を招きます。一方、十分な睡眠は集中力を持続させ、机に向かって勉強に取り組めるようになります。また、ケアレスミスなども少なくなります。

記憶力の向上

感情や記憶を司っている扁桃体や海馬のある大脳辺縁系。これらは睡眠中でも活動していて、情報の整理・統合を行いつつ大切な情報か否かを判断しているため、眠っている間に記憶が定着するといわれています。十分な睡眠をとると、生活や勉強で得た知識などを処理し、適切に記憶する能力が向上します。

論理的思考ができるようになる

脳の前頭連合野は、状況に合わせて柔軟に行動を変えるなど、論理的思考の役割を果たしています。睡眠が足りていると、前頭連合野をしっかり休ませることができているので、例えば文章問題などで論理的に考えることができ、読解問題の伝えたいことを汲み取るなどの思考力が必要な問題にも取り組むことができます。

何事も意欲的に取り組むようになる

睡眠がしっかりとれていると、心も体も脳も休めているので日中に眠気を感じません。そのため、どんなことにも意欲的に取り組めるようになります。

問題解決能力の向上

良質な睡眠は日中の活動で消耗したエネルギーや脳の機能を回復させます。浅い睡眠（レム睡眠）中には脳が情報同士を結びつけ、新たなアイデアを生み出すなど創造のプロセスが行われ、思考力や問題解決能力が発揮されやすくなります。

近年の入試問題は、記憶力や知識力だけを問う問題だけではなく思考力を問うものが増えてきていると聞きます。つまり、睡眠で向上する「論理性」や「問題解決能力」が重要になってきているといえるでしょう。それだけでなく、難しい問題にもめげずに取り組む「意欲」や「集中力」、そして勉強で必要となる「記憶力」も睡眠と関わってくるのです。

また、受験が近くなるとテストの結果などで一喜一憂して、子どもの心も不安定になることがあるかもしれませんね。**そんな時も十分に睡眠がとれていると心の安定が保たれる**のです。アメリカの研究ですが、6〜13歳の健康な子どもを対象に10時間の睡眠を連続5日間とらせた場合と、6・5時間の睡眠をとらせた場合の落ち着きのなさを比較した実験があります。それによると、10時間の睡眠がとれていた子どもは落ち着いた状態を保つ一方で、6・5時間睡眠の子どもたちは日を追うごとに落ち着きのなさが増加するという結果が出ました。睡眠がいかに心の平静を左右するのかということがわかる調査といえるでしょう。

脳の働きは、眠っている間にメンテナンスされます。子どもの脳は眠っていても海馬の神経細胞だけは分裂増加するため、**よく眠る子の方が海馬のサイズが大きくなる**という報告もあります。つまり、眠りが脳を守り、育てているのですね。

子どもたちは学校の後、塾へ行き、大人でいえば二つの会社を掛け持ちしているようなもの。そんな大変な状況でも頑張っています。そんな子どもたちの努力を十分実らせるためにも、改めて子どもの睡眠を見直してほしいのです。

Column 1

子どもの睡眠をよりよくするには、まず親から！

OECD（経済協力開発機構）が発表した2021年の調査データによると、日本人の平均睡眠時間は加盟国の中でも最下位の7時間22分となっています。

子育てに仕事に家事にとても忙しく、睡眠を削っている方も多いと思います。私も2児のママで、会社経営に家事、子どもたちの課外活動や遠征の送迎で、睡眠時間を削ってへとへとになることもあります。そんな時は**計画的に睡眠時間を確保する日**を作っています。例えば週の真ん中の水曜日と週末の1日は長く寝るために惣菜を買ってきたり、習い事をお休みしてベッドに早く入るようにしています。家庭の事情に合わせて、**時短のために家電を取り入れたり、家事代行・介護サービスや、ベビーシッターなどを使ってもいいでしょう。**

子どもは一緒に生活する親の生活リズムの影響を大きく受けるものです。様々なサービスやサポートを上手に活用して、親も健やかな睡眠がとれるようにしましょう。

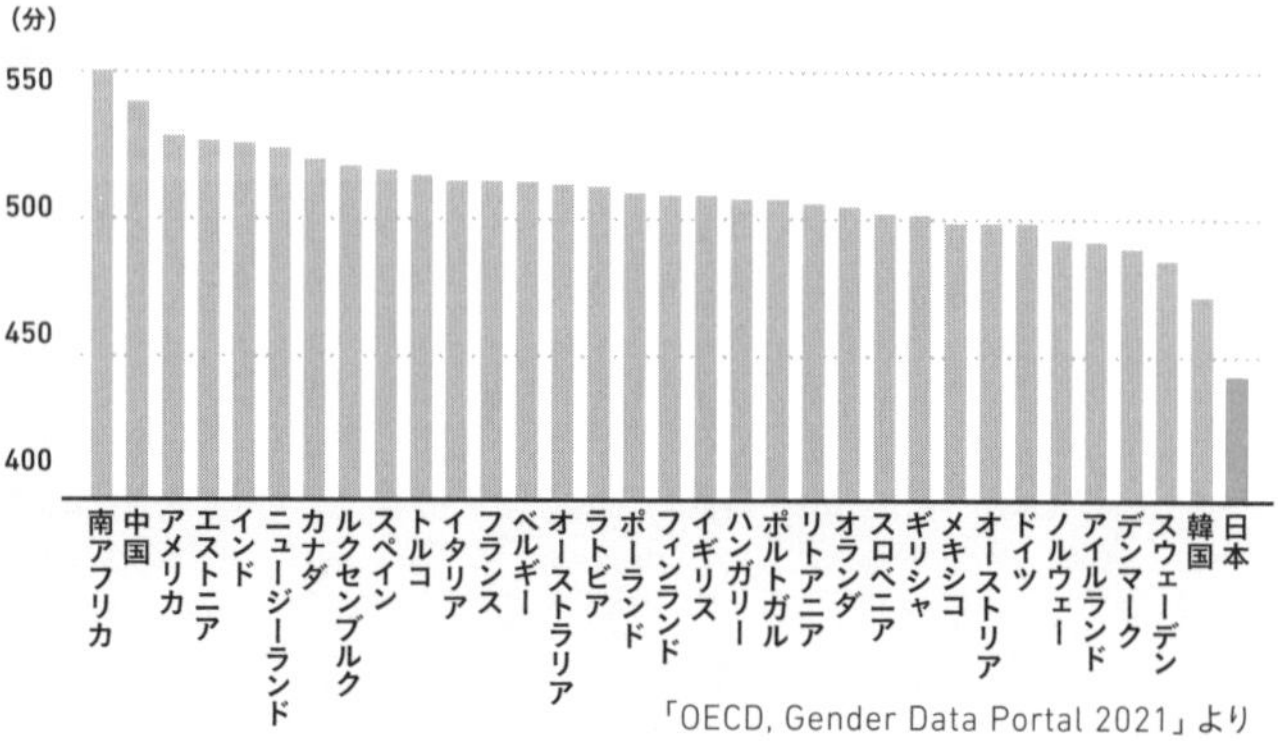

「OECD, Gender Data Portal 2021」より

Best Sleep for Busy Kids

第1章

ねんね期卒業後の幼児のねむり

ネントレが終わると親はすっかり安心しがち。
でも、ここで睡眠の「質」と「時間」の
コントロールをすることが
子どもに良いねむりを届ける第一歩なのです。

「ネントレ」卒業後こそ睡眠が大切になってくる

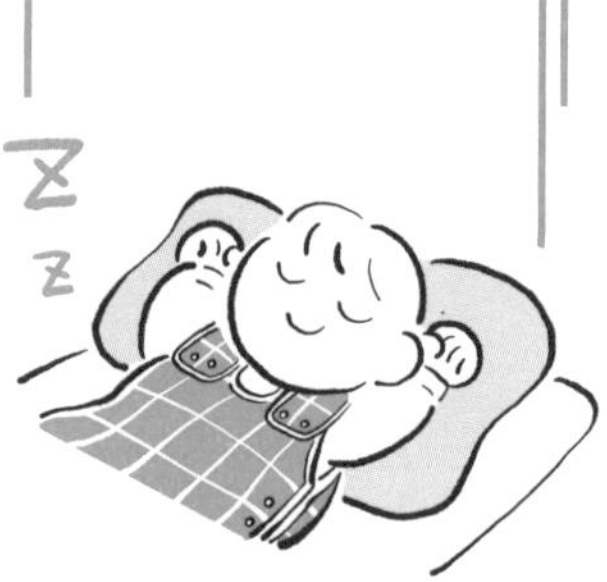

赤ちゃん期から3歳頃の「ねんね」を思い出してみてください。「寝かしつけに時間がかかる」「夜泣きで親子とも寝不足」「なかなか昼寝してくれない」など子どもの睡眠について思い悩んだ経験がある人も少なくないでしょう。睡眠のリズムがうまく作れないことが多いと、「うちの子は質のいい睡眠をとれているのかな」と心配になり、ネントレ（ねんねトレーニング）に取り組んだ方も多いのでは。

でも、寝かしつけが必要なくなったとしても、良質な睡眠は欠かせないのです。子どもの成長にともなって、仕事に復帰したり、習い事を始めたりしたご家庭もあることでしょう。そして、その影響で食事の時間が遅くなり、22時になってやっと寝た……なんてこともあるかもしれません。環境が変わる時は、どうしても睡眠時間を削りがちなのですが、じつは**未就学児から就学期の子どもの睡眠はとても大切なのです。**

子どもは起きている時に受ける刺激同様、**寝ている時にも脳の機能を発達させています。**睡眠中に起きている時に認知した刺激を海馬と呼ばれる記憶に関する器官で整理整頓して、知識として蓄え、脳と心を育んでいきます。また、成長ホルモンも分泌され、骨や筋肉を育て、傷ついた細胞の修復をしてくれます。この睡眠中に「脳と体の機能を発達させる働き」は決して赤ちゃんの時期だけに表れるものではありません。**十分な睡眠時間とともに質の良い睡眠は、生活が忙しくなる就学前後の子どもたちの運動能力や記憶力も高めることがわかっています。**

「寝る子は育つ」と昔から言われていますが、睡眠は子どもたちの体と心、そして脳を育ててくれます。生活が変わる幼児期こそ、質の良い睡眠をとれているかもう一度考えてほしいと思うのです。

ねむりで大切なのは「時間」と「質」

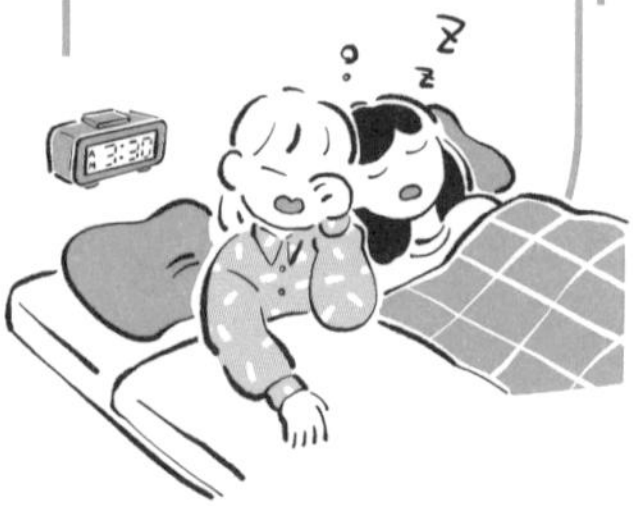

子どもには十分な睡眠時間と質の良い眠りが不可欠で、それらが体の成長を促し、知性や感性を育むということをお伝えしましたが、そもそも子どもにはどれだけの睡眠時間が必要なのでしょう。また質の良い眠りとはどういうものなのでしょう。

睡眠の専門家に加え、小児学、神経学など各分野の専門家が集まった米国国立睡眠財団が過去の研究を評価した結果によると、各年代で以下の夜間睡眠持続時間が推奨されています。**3〜5歳であれば10〜13時間、6〜13歳は9〜11時間、14〜17歳は8〜10時間が推奨時間**です（図1）。

お子さんの睡眠時間はこの推奨時間、もしくは許容範囲内の時間に当てはまっていますか？共働きのご家庭や、小学校・中学校受験で塾通いをしたり、クラブチームで練習に励んでいる場合、どうしても子どもの帰宅時間が遅くなり、寝るのが遅くなってしまうでしょう。かといって、翌朝には学校があるので起床時間を遅くすることもできませんよね。

なんとか**子どもの睡眠時間を確保したい時は起床時間から逆**

図 1　各年齢別のベストな睡眠時間

年齢	許容範囲 最短睡眠時間	望ましい睡眠時間	許容範囲 最長睡眠時間
0〜3ヶ月	11〜13時間	14〜17時間	18〜19時間
4〜11ヶ月	10〜11時間	12〜15時間	16〜18時間
1〜2歳	9〜10時間	11〜14時間	15〜16時間
3〜5歳	8〜9時間	10〜13時間	14時間
6〜13歳	7〜8時間	9〜11時間	12時間
14〜17歳	7時間	8〜10時間	11時間
18〜25歳	6時間	7〜9時間	10〜11時間
26〜64歳	6時間	7〜9時間	10時間
65歳〜	5〜6時間	7〜8時間	9時間

米国国立睡眠財団の研究結果より（2015年）

算してスケジュールを立てるのも一つの方法です。例えば10時間の睡眠を確保したいとして、子どもが7時に起きなくてはいけないのであれば、21時には就寝となります。そうすると、「19時30分頃には食事もお風呂も済ませる」、そのためには「18時頃には帰宅して食事を作り始める」など段取りがつけやすくなります。また、子どもも「就寝時間までに宿題を終わらせよう」というように意識づけされて、徐々に行動ができるようになってくるはずです。

そして、**もう一つ大事な質の良い睡眠とは、「眠り始めの睡眠の深さ」「睡眠のリズムがとれている」そして「途中で起きない」睡眠のこと**です。

眠り始めの睡眠の深さ

人間の睡眠では、レム睡眠（浅い眠り）とノンレム睡眠（深い眠り）が、何度も繰り返されています。そしてレム睡眠は自律神経やホルモンのリズムを整え、記憶や感情を整理すると言われています。一方、ノンレム睡眠は、体の成長に大きな役割を果たします。**大切なのは「睡眠をとる時間帯」ではなく、「睡眠直後の90〜**

180分程度のノンレム睡眠の時間に成長ホルモンを正しく分泌させる」ことなのです。

睡眠のリズムがとれている

起床時間や就寝時間が日によってバラバラだと、体内のリズムは乱れてしまいます。90分以上のズレによって認知機能に問題が生じ、自律神経機能障害が表れ始めるという報告があります。ですから起床・就寝時間のズレは前後30分程度（合計60分程度のズレの範囲）に抑えるようにして、**平日でも休日でもなるべく起床・就寝時間は同じにする**ことで、安定した深い睡眠がとれるようになります。

途中で起きない

夜中に目覚めることなく、持続して睡眠がとれることも大切です。途中で起きる場合には、まず子どもの眠る環境を確認しましょう。また、添い寝や「トントン」などの習慣がある場合は今がそれらを卒業していくタイミングかもしれません。

世界と比べた日本の子どものねむり事情

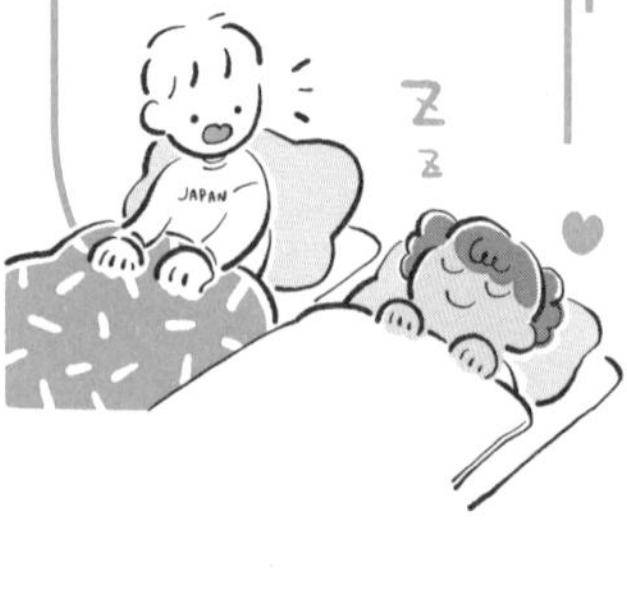

私が暮らすアメリカでは、小児科医と1対1の最初の健診が生まれて3～5日以内にあり、その後2歳半までに8回、そして2歳以降は1年に1回、これが21歳まであります。その際に必ず小児科の先生に「お子さんの睡眠時間は？」「昼寝はする？」「夜はまとまってどれくらい寝ているか？」と聞かれます。生後6ヶ月の健診時に「子どもが夜中に何回も起きる」と伝えると「ママもしっかり眠らないといけないし、もう寝る力はあるから子どもがひとりで寝るように、ねんねトレーニングをしなさいね」と子どもも親も睡眠を確保するように促されることもあります。

そしてこの「よく眠れている？」という質問は、10歳以上の子どもに対しても必ずあります。もし、ここで子どもがぐっすり眠れていないとなれば具体的なアドバイスをされますし、睡眠にトラブルを抱えているようなら睡眠の専門家の紹介もしてくれます。**子どもの人生にとってどれほど睡眠が重要なのかということ**が、アメリカにいると実体験としてわかります。

日本では、生後1ヶ月〜3歳までほとんどの地方自治体で実施している乳幼児健診がありますよね。そこで「睡眠のリズムはできましたか？」「朝は何時に起きて夜は何時に寝ますか？」とたずねられることもあると思います。でも、その健診以降、「子どもの睡眠時間を確保できているか」と確認される機会はあまりないかもしれません。これを踏まえても、就学期前後の日本の子どもたちの睡眠は二の次になっているような気がします。

実際、日本の3歳以下の子どもの睡眠時間を世界の子どもたちと比較したら、なんとワースト1位という結果が出ています**（P34・図2）**。米国国立睡眠財団によると、3歳の子どもの理想的な睡眠時間は1日10〜13時間です（P29）。

しかし、日本の0〜3歳児の総睡眠時間の平均は約10時間30分で、推奨される睡眠時間内に届いていません。また、年代別に見ても日本の子どもの睡眠時間はすべての年齢で推奨される睡眠時間に足りていない、ということも見てとれます（**図3**）。

ちなみにフィンランドでは中学生は平均的に22時までに就寝をしますが、日本の中学生は0時前後に寝る子どもが多いという調査結果があります。フィンランドで日本のように0時に寝る中学生がい

図2　**3歳以下の子どもの1日の総睡眠時間の国別比較**

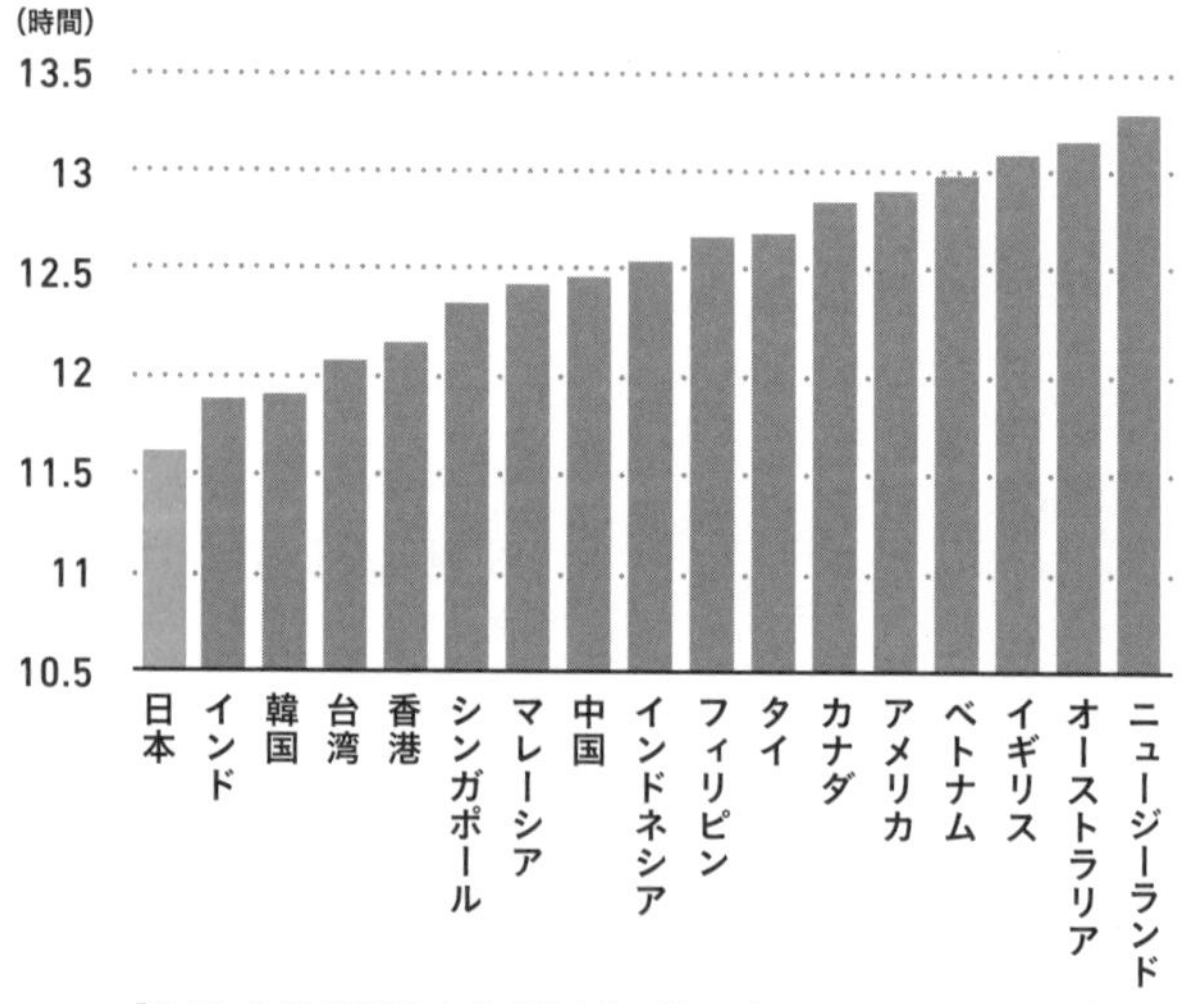

「幼児と幼児の睡眠における異文化の違い」(Sleep Medicine 2010) より

たら、虐待だと言われることすらあるそうです。教育熱心な日本、そして世界トップクラスともいわれる教育を誇るフィンランド。どちらの国も子どもの教育に力を注いでいますが、睡眠に対する捉え方は随分と違うようです。もちろん、子どもを取り囲む環境が違うのでフィンランドのように就寝時間を早めるのは日本では難しいのは理解できます。でも、日本の子どものいる環境に適した質の良い睡眠法を探して、それを子どもに促すことは必要だと思うのです。

図3 子どもの推奨睡眠時間と現実の差

年齢	調査人数	①推奨睡眠時間	②睡眠時間（昼寝を含む）	①−②の差分
3歳	649人	11時間30分	10時間25分	1時間5分
4歳	649人		9時間54分	1時間36分
5歳	632人		9時間38分	1時間52分
6歳	607人	10時間	9時間18分	42分
7歳	651人		9時間00分	1時間
8歳	611人		8時間53分	1時間7分
9歳	634人		8時間37分	1時間23分
全体	4,366人		9時間24分	

米国国立睡眠財団（2015年）の情報を基に算出（株式会社ブレインスリープ）

お昼寝を調整して「夜寝ない」を解決!

体と脳、そして心を育てるためには十分な睡眠時間と質の良い睡眠が必要なのに、残念なことに日本の子どもたちは平均的に睡眠時間が少ないということがわかりました。特に**幼児期で睡眠不足になってしまうのは「お昼寝の調整」がうまくいかず、夜更かしになってしまうことが原因の一つかもしれません。**

お昼寝をする子どもの割合を調べると、2歳ぐらいまではほぼ100%ですが、3歳になるとだいたい半数ぐらい、4歳では7割ぐらいの子どもがお昼寝をしなくなり、5歳になると9割ぐらいがしなくなります。一般的にお昼寝は子どもの成長

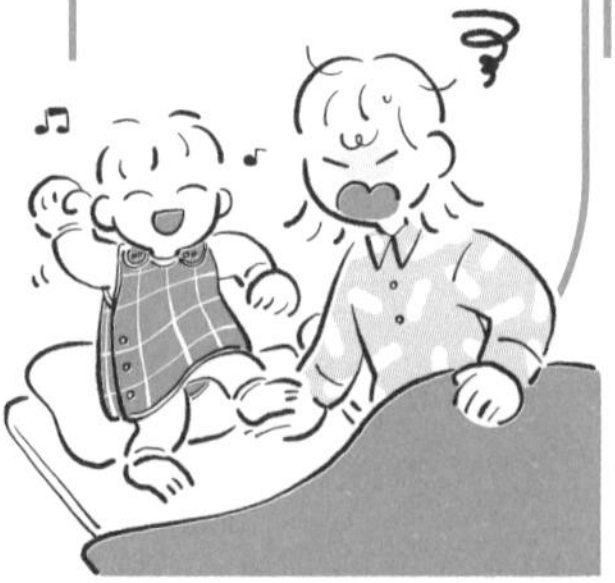

に大切なことと認識されているので、親御さんたちは「お昼寝をさせなくちゃ！」と頑張って寝かしつけている方もいるかもしれませんね。でも、子どもによっては、お昼寝はマストではないのです。お昼寝は5歳頃までには、しないでも生活できるようにすることが国内外で推奨されています。**幼児期の間はお昼寝の時間を徐々に減らして、小学校入学前にはお昼寝をしなくなるようにすることで、夜の睡眠をしっかりとれるリズムを作っていくことが重要です。**

保育園に子どもを通わせていると、昼食の後に1〜2時間のお昼寝タイムがありますよね。また、お昼寝のない幼稚園に通う家庭でも、「お昼寝は大切」と寝かせていることもあるでしょう。でも、このお昼寝の回数や時間が、子どもに必要な睡眠時間と合わないことで、夜更かしにつながっていることがあるのです。

3〜5歳の子どもが必要な睡眠時間は10〜13時間です。例えば11時間の睡眠時間を確保しようとする場合、朝7時に起きる家庭なら、20時には就寝したいもの。でも、保育園で1〜2時間のお昼寝をしてきた子どもはすっかり体力も回復。帰宅後に室内で遊んでいるだけでは体力はそれほど使いません。これに加えて、**お昼寝か**

ら約6時間以上経たないと自然と眠くならないという傾向を考えると、保育園で15時頃にお昼寝から目覚めた子は、21時以降にならなければ眠くならないのです。

さらに、帰宅後は親も大忙しですよね。夕食を作ったりお風呂に入れたり、翌日の準備をしたり……。そして気がつけば寝かしつけが22時なんてこともざらでしょう。この子どものお昼寝事情と親の帰宅後の忙しさが相まって、子どもが夜ふかしになってしまっていると考えられます。

夜遅く寝ることが当たり前になってしまうと、当然子どもは朝に起きづらくなり、「保育園・幼稚園に行きたくない」という悪循環に陥ることもあります。つまり、良かれと思ってお昼寝をしていることが夜ふかしにつながり、その結果、睡眠時間が短くなって、朝のグズグズを引き起こしているのです。

そしてこの**「登園しぶり」や「朝の機嫌の悪さ」は、保育園や幼稚園を卒園した後の小学3、4年生になるまで続く**ことがあるという報告もあります。小学校に入ってお昼寝の習慣がなくなっても、睡眠のリズムがうまくとれず、「遅寝」と「朝の機嫌の悪さ」が体に残ってしまうのです。後ほど説明しますが、**睡眠不足は不登校**

を招く一因ともいわれています。早いうちから子どもに良い睡眠リズムを作ってあげることが、小学校入学以降も子どもが楽しく過ごせる重要な要素になるのです。

とはいえ、家庭や幼稚園ならまだしも、保育園で年齢別また個別にお昼寝時間の調整をしてもらうというのは、あまり現実的ではありません。でも、もしお子さんがお昼寝の影響で、就寝時間が遅くなってしまっているのであれば、一度相談だけでもしてみては。「お昼寝時間が長いため夜寝る時間が遅くなり、朝はなかなか起きてくれません。起きても機嫌が悪く、登園時にぐずって困っています。お昼寝を45分〜1時間程度にしてもらえませんか」と伝えてみるのがおすすめです。私のクライアントは思い切って相談をしたことで、お昼寝を途中で切り上げてもらえることになり、子どもの就寝時間を早めることに成功して、朝も自然と起きられるようになりました。

小学生になって勉強やスポーツに打ち込める体力と能力を身につけるには、まず幼児期に上手にお昼寝のコントロールをして、夜しっかり眠れるように促してあげることが最初の一歩になるといえるでしょう。

幼児期の睡眠を整えるのが最高のプレゼント

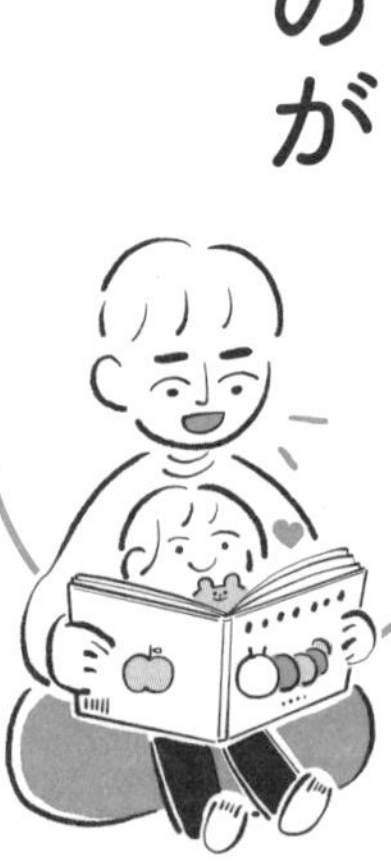

幼児期の3～5歳は、何事も前向きに取り組める意欲的な小学校生活を送るため、特に睡眠を大切にしてあげたい時期です。1日の合計睡眠時間は10～13時間の睡眠が推奨されていますが、**適切な睡眠時間には個人差があります。**13時間睡眠が必要な子もいれば、短くても十分な子もいます。仮に10時間しか寝ていない子でも、自然に目覚めて日中元気に過ごしているようであれば、その子にとって適切な睡眠がとれていると考えてもいいでしょう。ここでは幼児期の目安となる睡眠のポイントを紹介していきます。

睡眠時間

米国国立睡眠財団も、日本の厚生労働省が発行している「健康づくりのための睡眠ガイド」でも、幼児期（3〜5歳）は1日合計10〜13時間の睡眠時間の確保を推奨しています。4歳頃からお昼寝をしなくても1日過ごせるようになってくる子どもが多くなり、また、夜は10〜11時間は持続して寝ることが大切になります。

ひとり寝の準備

日本は添い寝の文化なので、どうしても親の時間に合わせて子どもが睡眠をとることが多いようです。その結果就寝時間が遅くなってしまいがちです。添い寝自体は悪いことではなく、子どもも親も十分眠れているのであれば問題ありません。**ひとりで眠れるようになると、夜中に子どもが目を覚ましても、自分で再入眠できるようになり、親も一人の時間を確保できるようになります。**

小学校入学前はまだ一人で寝ていないというお子さんも多いようです。ただ、小学校入学を見据えて、自分で寝ることができるように環境を整えていっても良いかもしれません。

夜中に途中で起きてしまう場合

子どもが睡眠の途中で起きてしまう、また、なかなか再入眠できないのには原因があります。例えば添い寝をしている場合、子どもが寝た後に親が家事を済ませてから布団に入る際の物音や光で子どもが起きてしまうことがあるでしょう。また、寝室とリビングが近い場合、親が見ているテレビの音などが原因で起きてしまうこともあります。この場合は、**添い寝からひとり寝へ移る準備や、光や音が入らないように遮光カーテンや照明を工夫したり、ホワイトノイズ（P154）を子どもの寝室に流して、寝室に雑音が入らないようにしましょう。**

寝る前のルーティンを大切に

私が赤ちゃん期に大切にしているのが「ねんねルーティン」ですが、これは幼児期になっても大切だと感じています。子どもは次に何が起きるかわかっていると安心します。そしてそのルーティンが当たり前のことになると、体もそのリズムで動くようになります。ですから、**夜寝る前の流れやルールがあると、子どもは「そろそろ寝る時間だな」と頭で理解して、体もその準備を始めるのです。**

お風呂に入って、着替えてから、歯を磨いて寝る、という順番にしているのであれば、その流れをいつも繰り返すことがねんねルーティンになります。また、毎晩読み聞かせをしているようであればそれでもいいですし、ぬいぐるみをベッドに並べることが寝る前の子どもの儀式なら、それを尊重するのもいいですね。

小学4、5年生のお子さんを持つ親御さんたちから「うちの子、実はまだひとりで寝られないんです」という悩み相談を受けることがあります。林間学校などの宿泊イベントを前に、親も子どもも「ひとりで眠れないのにどうしよう……」と困ってしまうようです。小学生になってひとり寝ができ、質の高い睡眠をとれるようになるためにも、幼児期にこそもう一度、睡眠のベースを整えてあげましょう。

夜尿症のお困りごとはまず相談を

修学旅行の前に相談を受けるのが夜尿症です。5歳を過ぎても週2〜3回以上の頻度で、3ヶ月以上連続して夜間睡眠中のおもらしをする場合を夜尿症といいます。小学校高学年でも約5%のお子さんが当てはまるとされています。

宿泊行事の半年〜3ヶ月前までに治療を開始すると、高い確率でおねしょを防ぐことができるので、日程を確認して治療を検討してください。小児科では投薬や、おねしょを検知するとアラームで子どもを起こすアラーム療法などを提案してくれるので、余裕をもって相談に行きましょう。

学校の先生にあらかじめ相談することもできます。ただ、思春期ということもあり恥ずかしがる子どももいるでしょう。その場合は「なるべく自分で対処できるように準備したよ。でも困ったら先生に相談しても大丈夫」と伝え、**濡れても目立たない黒や紺の衣類を用意したり、吸水性のある下着や尿漏れパッドの使い方を伝えてあげましょう。**

夜尿症には、国際的に標準化された治療方法があります。治療の基本となるのが生活改善です。「早寝早起き」「夕食は寝る2〜3時間前に済ませる」「水分は朝昼たっぷりとり、夕方から就寝までは控える」「塩分・糖分・果物をとりすぎない」「就寝前に2回排尿し膀胱を空にしてから寝る」といった点に注意して**生活改善を行えば、1〜2割の患者さんが治ると考えられています。**親子で不眠に悩まされないためにも、夜尿症に悩むご家庭はかかりつけの小児科に相談をしてみてくださいね。

Best Sleep for Busy Kids

第2章

小学校時代で訪れる、ねむりの劇的変化

小学校に入学すると
登校時間に合わせて早起きする
必要が出てきたり、
習い事や塾で睡眠のリズムが乱れがち。
狂い始める体内時計を整えるコツを紹介します。

1週間10分ずつの早起きで小学校入学も安心

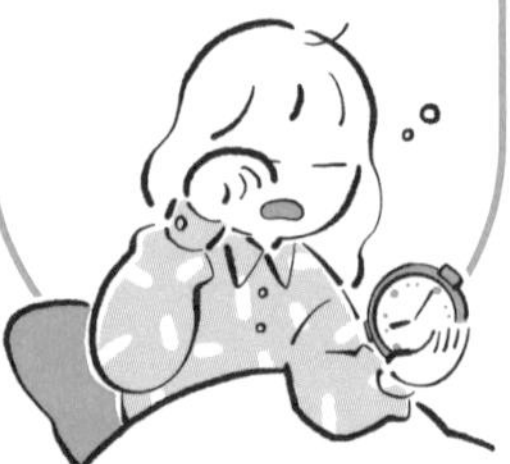

小学校に入学すると、登校時間の関係で起床が早くなる子もいるでしょうし、放課後の過ごし方も学童保育や習い事、塾と忙しくなってくるので睡眠のリズムが崩れやすくなります。そして睡眠リズムが乱れ、生活のリズムが変わると、子どもの体や心への負担が出てきがちに。特に朝起きることができないと学校へ行くのを渋り始め、これが続くと不登校などにもつながってしまう可能性があります。

子どもの**睡眠リズムを整える上で大切なのは、起床時間と就寝時間を平日・休日問わず同じにすること。**特に起床時間はなるべく毎日同じ時間にすることが重要です。これだけで、体内時計が調整され、睡眠サイクルを維持しやすくなります。

とはいえ、私の元には「登校時間が早くなったのに起きてくれない」という親御さんたちのお悩みが寄せられます。でも、実はここで重要なポイントが見落とされているのです。聞けばみなさん、小学校入学1〜2週間前に早く起きる練習をしているのだとか。でも、これでは体はなかなか対応してくれません。

ではどうしたら良いのでしょう。実はとても簡単で、**10〜15分ずつ早寝をして、朝も10分ずつ早く起きる練習をすることで早起きができるようになります。**

いつも7時に起きていた子どもが、いきなり1時間前倒しして6時に起きるのは大変です。まずは1週間に10〜15分ずつ早寝・早起きをさせること。10分早く寝て、1週目は6時50分に起床。2週目はさらに10分早寝をして6時40分に起床。そうやって1週間に10分ずつ早起きして、寝る時間も早くすることで体内時計を徐々に調整してあげるのです。できれば小学校に通い始める1〜2ヶ月前から行うのがベストですが、気づいたときからはじめても決して遅くありません。焦らずできることをやっていきましょう。

体内時計を整えるのは「朝日」「定時起床」「朝ごはん」

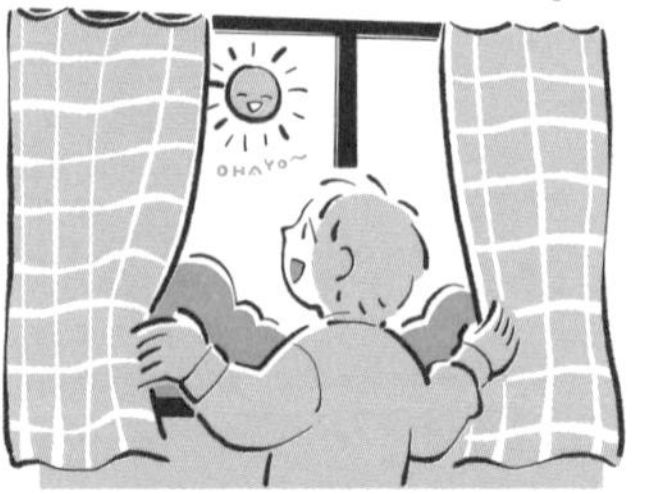

夜になると眠くなり、朝になれば目が覚める。この人間のサイクルはどうして起きていると思いますか？　これには「体内時計」が大きな役割を果たしているのです。アメリカ人科学者のホール、ロスバッシュ、ヤングが体内時計に指示を出す遺伝子を突き止め、2017年にノーベル生理学・医学賞を受賞して話題になったので聞きなじみがあるのではないでしょうか。**体内時計は「概日リズム」とも呼ばれ、私たちの体内の時間を調整するシステムのこと。**24時間周期の昼夜の変化に合わせ、体がその時間の適切な状態になるようにコントロールをするものです。だ

から夜になればメラトニンという睡眠を促すホルモンが出て自然に眠くなり、朝になれば体が活動できるような状態に変わるのです。

しかし私たちの体内時計は、1日約24時間10分の周期で動いています。でも、1日は24時間ですよね。つまり、人間の体内時計の周期は24時間よりも少し長いのです。だからどこかでこのズレをリセットしなくてはいけません。そのリセットに必要なのが「朝日を浴びる」「毎日同じ時間に起床する」「朝食を食べる」なのです。

これらができていれば、体内時計が1日24時間に合わせてきちんと働いて、日中眠くなることもなく活動できます。

朝日を浴びる

体内時計を整えるためには、朝起きて太陽の光を浴びることが大切です。太陽の光を浴びることで、脳が「朝だ!」と認識し、少しずつ遅れていた体内時計のずれをリセットできるのです。

また、太陽の光を浴びると脳内で働く神経伝達物質「セロトニン」が分泌されます。この**セロトニンの分泌量が増えると、夜間に自然な睡眠を促す睡眠ホルモンともいわれる「メラトニン」の分泌量が増える**ことがわかっています。つまり、セロトニンはメラトニンを分泌するための材料なのです。だから、体内リズムを整えてしっかり寝るためにも、朝起きたら曇りや雨の日でもカーテンを開けて自然光を浴びましょう。晴れている日は外に出て太陽の光を十分に浴びましょう。

ちなみにメラトニンは起床してから14時間経った頃から分泌され始めます。起床時間が遅くなるとその分メラトニンが分泌されるのも遅くなり、自然と眠くなる時間が遅くなってしまいます。日に当たって体内時計を朝のうちにリセットできないとおのずと夜型になり、翌朝も起きられなくなってしまいます。だから朝の早い時間に太陽の光を浴びることが重要なんです。

なお、**1日30分程度太陽の光を浴びるのが効果的**といわれています。体内時計がもっとも敏感に太陽光に影響するのは6〜8時半なので、朝起きたらカーテンを開けて窓から光を入れ、登校中に日に当たるだけでも十分体内時計はリセットされます。意識的に朝は子どもに太陽の光を浴びさせてあげましょう。

ただ、ここで注意したいのが日焼け止めの利用です。最近は強い紫外線を気にして子どもにも日焼け止めを塗っているご家庭もあるでしょう。環境省が発行した『紫外線環境保健マニュアル』によると、SPF30の日焼け止めの使用でビタミンDの体内生成量が5％以下に減少するといわれています。ビタミンD不足は骨に障害の出る「くる病」を引き起こす原因となります。**日焼け止めを塗っている時や、長袖・長ズボンなどを着用している時は手のひらなどを太陽に向けるようにしましょう。**肌のどこかを直接日光に当てれば効果は得られるので、日焼け止めを使用する時期や秋・冬などはこれを頭の片隅に置いておくとよいですね。ちなみに我が家は子どもたちも大人もビタミンDのサプリメントを飲んでいます。

毎日同じ時間に起床する

「起きる時間が遅くなるとメラトニンの分泌もその分遅くなって、就寝時間も遅くなる」ということを前述しましたが、この状態を引き起こさないためにも、毎日なるべく同じ時間に起きることが大切です。

でも、週末くらいは平日の疲れを取るために親子とも朝はゆっくり寝たいと思いませんか？　実はこれが落とし穴なのです。**平日はきちんと早起きをしているのに、週末は遅く起きるという生活になると、週末で体内時計をリセットするのが遅くなり、その結果、月曜日の朝に起きるのがつらくなってしまうのです。**

「早寝早起き」とよく言いますが、実は「早く起きる」ことで「早く寝られる」のです。毎日同じ時間に起きれば、自然と毎日同じ時間に眠くなります。そうすることで体内のリズムも整っていくのです。小学校に入学して疲れが見えてくると、親としてはなるべく朝ギリギリまで寝かせてあげたいと思いがちですが、質の良い眠りのためにも平日も休日も起床時間は一定にしましょう。ただ、無理は禁物です。子どもの様子を見て疲れがたまっているようなら、早めに寝かせて睡眠時間を長めに確保して、翌朝はいつもの起床時間より遅くなっても少しなら大丈夫です。

朝食を食べる

体内時計には脳にある「主時計」と、内臓や血液などにある「副時計」があります。朝日を浴びて「朝になった」と認識するのは主時計ですが、**内臓にある副時計は光ではなく、朝食を食べることで動いて、体内時計をリセットさせます。** 7時に起きても朝食を食べないと副時計が進まないので、体の中が時差ボケ状態になってしまいます。主・副時計の両方とも同じリズムで時を刻むためには、起床時間を整えるのと同時に、朝食もなるべく同じ時間に食べることが大切です。

また、メラトニンを分泌しやすくする朝食を食べると、より睡眠の質が向上します。**メラトニンの素となる必須アミノ酸「トリプトファン」と「ビタミンB_6」を意識して朝食を用意できるといいですね。** 栄養素だけ聞くと調理するのが大変そうに聞こえますが、トリプトファンやビタミンB_6を多く含むのは鮭やマグロ、鶏胸肉、納豆などです。特に魚の脂は体内時計をリセットする力が強いのでおすすめです。焼いた鮭をほぐしておにぎりにして海苔を巻く、ごはんに納豆を乗せるなどで十分。ここに、前日のうちに多めに作った具だくさんのお味噌汁をプラスすればバッチリです。朝から食欲がわかない子どもには納豆だけを食べさせたり、ヨーグルトやチーズなどタンパク質を意識して少しずつ食べられるようにしましょう。

どうしても起きられない！そんな時のおまじないの言葉

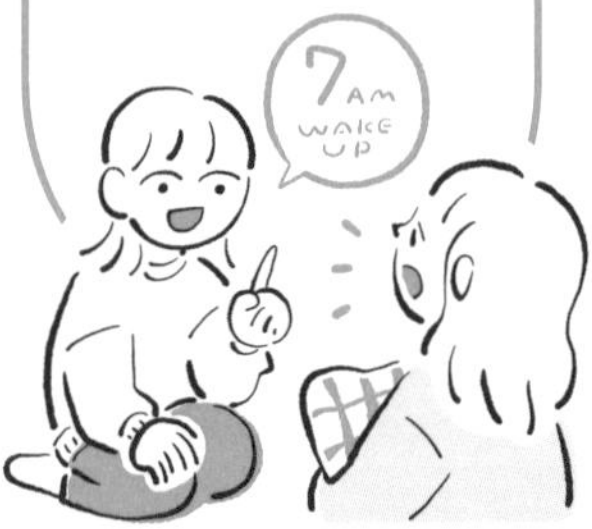

前述した体内時計を整える3つの方法（P48）を生活に取り入れても、なかなか起きられない子がいるかもしれませんね。そんな子どもに効果のあるおまじないの言葉があります。**それは親御さんの「○時に起きようね」という言葉です。**「え、それだけ？」と拍子抜けしている人も多いでしょう。でも、実はしっかりとした効果が実験で実証されているのです。

体内では起きる3時間ほど前から「コルチゾール」というホルモンが分泌され、起きる約1時間前にはこれが急増し、血糖値と血圧を上げて体が起きる準備をします。

このコルチゾールにはとてもおもしろい特性があって「言葉」に影響を受けるのです。つまり、**「7時に起きようね」と親が声をかけると、子どもは「7時に起きなくちゃ」と意識するようになり、自らコルチゾールの分泌を調整するのです。**

国立精神・神経医療研究センターで行われた実験で、寝る前に「9時まで寝ていいよ」と伝えた場合と、「6時に起きるよ」と伝えた場合とを比べてみると、6時に起きると伝えた人は5～6時の間にコルチゾールが多く分泌されたのに対して、9時まで寝ていいと伝えた人は5～6時の間のコルチゾール分泌は少なかったという結果が出ています。実験からは、起きる時間を言葉に出して意識することで、寝ている間でも体の中では起きるための準備が行われていることがわかったのです。

お子さんがなかなか決めた時間に起きられない場合は、寝る前に親と一緒に「○時に起きる」と口にしてみるといいでしょう。また、もう一つのアイデアとして、朝起きたら家族に天気を教えるという仕事をお願いしてもいいかもしれません。起きなくちゃという意識がつく上に、自分でカーテンを開けて太陽の光も浴びることができて一石二鳥ですよ。

週末・長期休みの遅起きで国内にいるのに時差ボケに!?

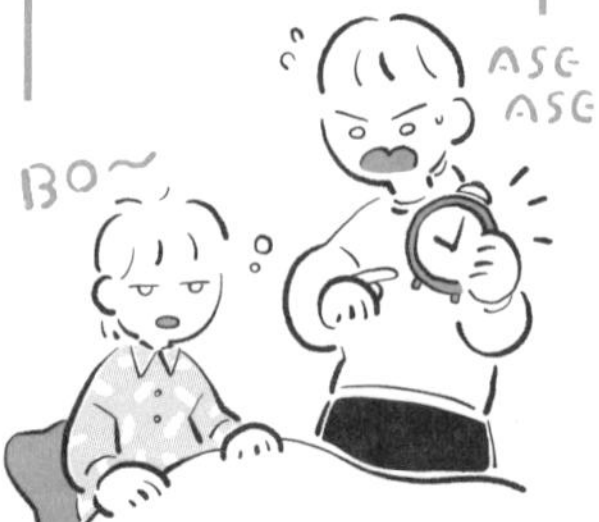

休日と平日の起床時間の差が大きかったり、週末だけ夜型生活をしたりしていると、起床時間のズレが体内時計を狂わせ、月曜日の朝がつらいということをお話ししました（P52）。これは**「ソーシャル・ジェットラグ（社会的時差ボケ）」**といい、海外旅行で長距離の飛行機に乗った時と同じような時差ボケ状態を作り出してしまうことからこの名前がついています。

この**ソーシャル・ジェットラグの怖いところは、週明けの月曜日だけでなく、その週の前半まで日中のパフォーマンスを低下させてしまうところ。**その期間ずっと子どもの日中の活動や学業にも影響を及ぼしてしまうのです。日本の未就学児を対象とした研究では、朝型の子どもに比べて夜型の子どもはソーシャル・ジェットラグが大きい傾向にあり、多動傾向が見られ、お友達関係にも悪影響があるということがわかっています。特に**2時間を超えるソーシャル・ジェットラグがあると睡眠の質の低下はもちろん、日中に強い眠気を引き起こす**という結果が出ています。

平日いつも7時に起きている子が、週末は9時過ぎまで起きてこない……これもよくあることではないでしょうか？　でも、朝寝坊を2時間以内に抑えれば、大きな睡眠問題は予防できることもわかりました。子どもが元気に遊んで、意欲的に勉強に取り組めるようにするためにも、基本的にはソーシャル・ジェットラグを引き起こさない生活を送るようにして、**疲れていて寝かせてあげたい時は朝寝坊を2時間以内にとどめましょう。**

なお、注意したいのが夏休みなどの長期休み。学校がないと週末だけでなく平日も遅寝遅起きをしてしまいがち。これをまた学校がスタートする前に調整するには時間がかかります。長期休みも基本的には睡眠リズムを乱さないようにしましょう。

小学生のお昼寝にはメリットがたくさん

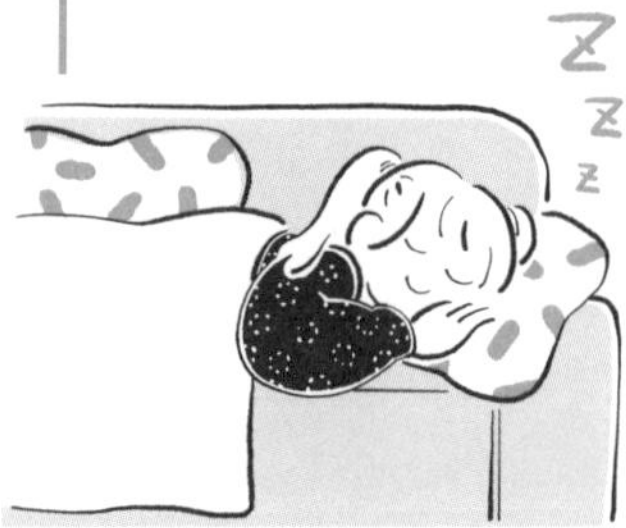

未就学児でも小学校入学くらいになると、日中はずっと起きていられる体力がついてきています。ですから、お昼寝は夜の睡眠を阻害することがあるので控えましょうとお伝えしました（P36）。でも、「せっかくお昼寝をしない習慣ができたのに、小学校に入ってからしばらくすると、下校後にお昼寝するようになってしまった」というお悩みを聞くこともあります。

小学校に入学すると通学のために長い距離を歩いたり、集中して授業を聞いたりすることが増え、保育園や幼稚園の時より体も脳も疲労の度合いが高まります。そのため、子どもによっては帰宅後に疲労回復のため、自然とお昼寝をしてしまうのです。ただ、このお昼寝は決して悪いものではありません。アメリカのペンシルバニア大学とカリフォルニア大学アーバイン校の研究によると、小学生のお昼寝にメリットが多いことが認められたのです**（図4）**。

研究では、小学4～6年生の子どもたちのお昼寝の頻度や時間、夜の就寝時間、幸福感や自制心などの心理的状況、BMI

図4　お昼寝のメリット

① 1週間に3回以上30～60分のお昼寝をした6年生の子どもは成績が7.6％向上。就寝時間に影響を及ぼさないためには、15時までに20分程度がおすすめ。

② お昼寝の効果は子どもたちの学力やメンタルをサポートするだけでなく、空いている時間に寝ることで、スマホなどを触る時間の制限にもつながる。

③ お昼寝により、子どもの幸福度、認知能力もアップ。また、BMIなども健康な範囲内に収まる傾向がある。

「SLEEP」（2019年）より

や血糖値は正常かなどの身体的状況のデータ、そして学校の成績について調査をしました。その結果、**お昼寝をする子どもの幸福度は高く、問題行動も少ない上に、物事をやり抜く力が備わっていることがわかりました。そして注目すべきは、彼らは学業成績も良かったのです。**特に少なくとも週3日、計30〜60分のお昼寝をする子は、6年生時の成績が7・6％向上したという学業面で顕著な結果が出ました。

また、お昼寝の効果はNASAの研究でも明らかになっていて、「26分の昼寝で認知能力は34％、集中力は54％向上する」といわれています。

しかし、ここで注意しなくてはいけないことがいくつかあります。まず一つはお昼寝の時間帯。午後の遅い時間に寝てしまうと夜の睡眠に影響してしまい、ソーシャル・ジェットラグを引き起こしてしまいます。なるべく**帰宅してすぐ（午後の早い時間帯）に20分程度のお昼寝をする**ことで頭も体もスッキリして、夜の睡眠にも大きな影響は出ないはずです。

また、「疲れているようだからしっかり寝かせてあげたい」と、ベッドでお昼寝をするように促すご家庭もあるでしょう。しかし、ベッドで寝るとぐっすり深い眠りについてしまい、さらに横になることで血圧も下がります。一度血圧が下がると、次に動き出す時にまた血圧を上げなくてはならず、再スタートを切るのに子どもに負担がかかります。そしてこれが「まだ寝たい！」と子どもがぐずぐずする原因にもなってしまいます。**お昼寝はソファなど、あえて少し寝心地が悪い場所でゴロンと寝かせる程度にすると、寝起きもスムーズになります。**

そしてもう一つ大切なのは、**無理にお昼寝をさせなくても良い**ということ。学力向上や心理的な安定が期待できるお昼寝ですが、睡眠がしっかり足りている子が無理にお昼寝をする必要はありません。夜の睡眠で十分健康を保てている証拠ですから、お昼寝をしないからといって心配をする必要はありません。

ただ、小学校に入学すると忙しくなる日本の子どもは慢性的に睡眠不足という実情があります。お子さんが日中に眠気に襲われているようであれば、まずは最初に生活リズムを整えて夜の睡眠時間を増やすようにしてください。それでも、どうしても睡眠時間を増やせないのであれば、お昼寝で睡眠時間を補填するのも一つの方法です。

低学年で土台を整え高学年の睡眠不足に備える！

小学校の中～高学年になると、39％の子どもが22時台に寝ているという調査があります。低学年の頃は21時台に寝ている割合が一番多かったことと比較すると、高学年になるにつれて就寝時間が遅くなっているのがわかります。中学年になると中学受験が視野に入ってくる子や、本格的にスポーツや音楽に力を入れ始める子がいるため、勉強や練習に費やす時間が長くなり、どうしても睡眠を削らざるを得ない状況となり、大きくなるにつれて睡眠時間が少なくなります（**図5**）。

ただ、**小学校の6年間は体と心、そして脳の土台を作るのにとても重要な時です。**

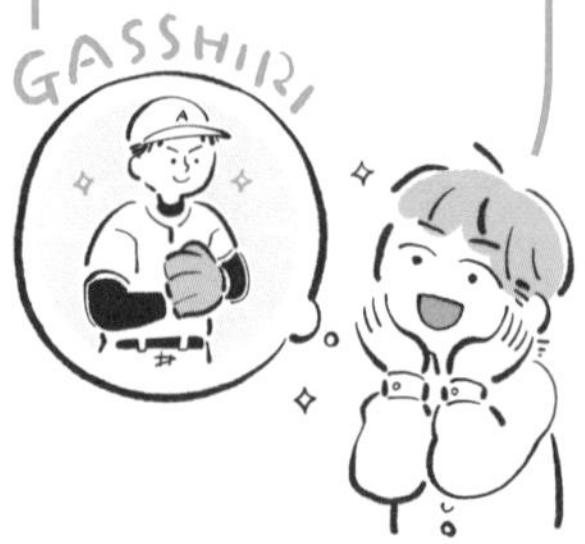

そして、その基本となるのは睡眠です。子どもの睡眠は、成長の面においてさまざまな発達と密接な関係があることが明らかになっています。

レム睡眠（体は休息した状態だが、脳の活動は起きている状態に近い浅い睡眠状態）の時に私たちは記憶や感情などの情報を整理し、脳に定着させ、反対にいらない情報を消去して脳の整理を行います。大人の場合、レム睡眠は一晩の睡眠のうちの20〜25％を占めますが、小学生の頃はこの割合が高く30％ほどです。**新しい神経回路が作られるレム睡眠の**

図5　日本の子どもの平均睡眠時間

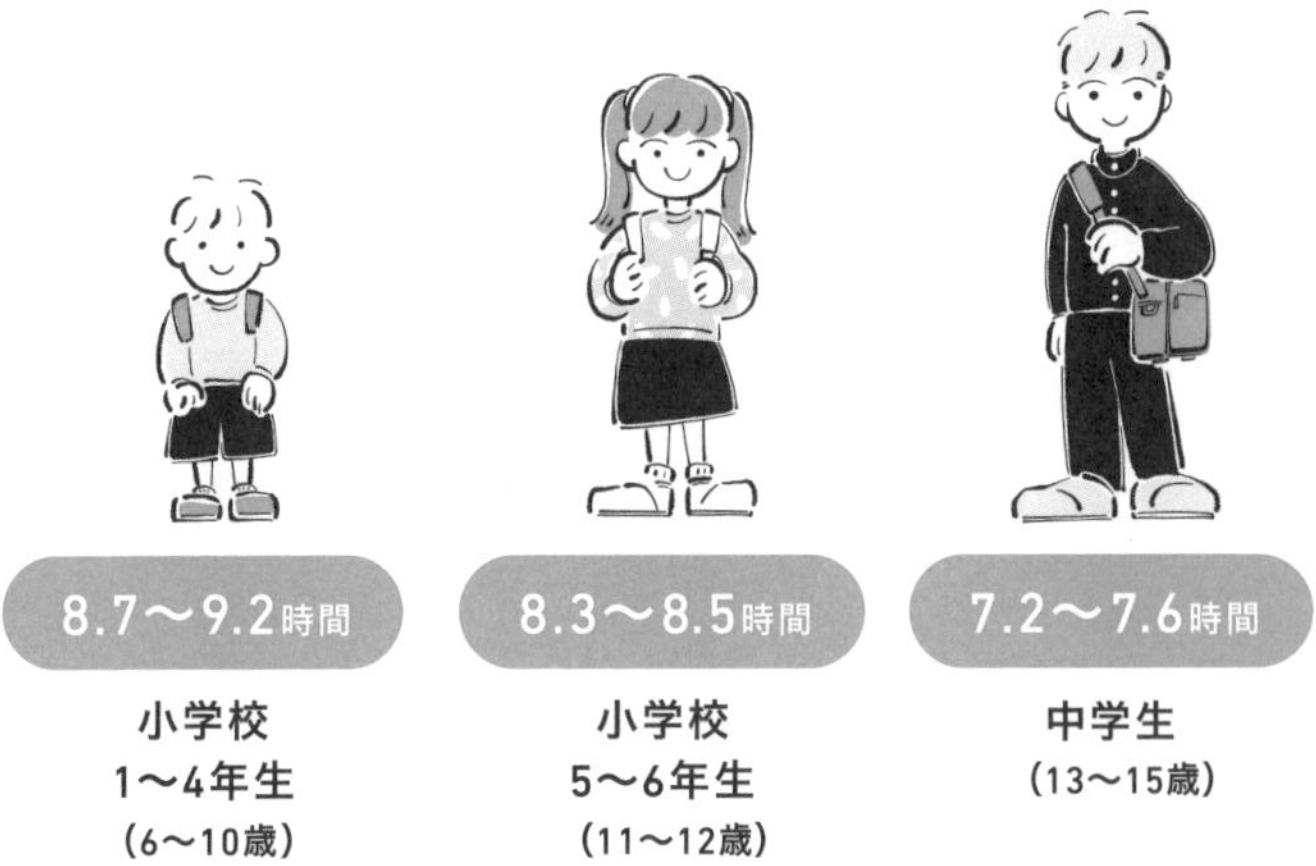
8.7〜9.2時間
小学校
1〜4年生
（6〜10歳）
8.3〜8.5時間
小学校
5〜6年生
（11〜12歳）
7.2〜7.6時間
中学生
（13〜15歳）

「Nature」（2021年）より

割合が高いということは、睡眠時間が確保できなければ、それだけ脳の発達にも影響があると考えられます。

また睡眠不足によって日中の倦怠感だけでなく、自分を大事にする気持ちや自己肯定感の低下、体調不良によって新型コロナウイルス感染症やインフルエンザなどの感染症にかかるリスクなどが高まる可能性もあります。

さらにきちんとした睡眠がとれないと、成長ホルモンの分泌にも影響が出てきます。成長ホルモンには骨を伸ばす、筋肉を増やす、新陳代謝を盛んにするなどの働きがあります。身長がぐっと伸びる、体が大きくなるなど、中～高学年頃から体の成長が著しくなるからこそ、低学年のうちに正しい睡眠のリズムを身につけ、睡眠の大切さについて子どもと一緒に話してほしいと思います。

ここからはもう少し具体的に睡眠時間が足りないことによる「脳の発達」「体の成長」「心の成長」の3つをお話ししましょう。

脳の発達

アメリカでは20年ほど前から睡眠不足が引き起こす脳への悪影響について調査がされていました。当時の高校生を調査したデータによると、成績の良い生徒ほど睡眠時間が長く、寝る時間が遅くなるほど成績が振るわないということが報告されていました。2016年には、ノルウェーの高校生を対象とした調査が行われ、成績が良い生徒は8時間程度の睡眠時間をとっており、睡眠時間が短いと成績が下がる傾向がみられました。2つの研究結果を見ても、睡眠と学習には深い関わりがあることがわかると思います。

では、どうして睡眠は脳と関係があるのでしょう。その答えは脳にある海馬にあります。海馬は記憶や学習能力に関わる領域で、ここが大きければ記憶力もいいといえます。そしてこの**海馬は睡眠時間を十分にとっている子どもほど体積が大きいことがわかりました。**年齢による子どもの頭の大きさの違いなど個人差を調整した上で調べると、睡眠時間と海馬の大きさには相関がみられるため、睡眠時間の短い子の脳は発達が鈍くなるということがいえるでしょう。

夜遅くまで勉強を頑張っている子に「もう遅いからやめなさい」と言うのは親としては難しいですよね。でも本当に学習能力を高め、身につけた知識を定着させたいのであれば、まずはよく寝ることが大切なのです。

体の成長

寝入ってから1〜2時間後、最初に現れる深い睡眠(ノンレム睡眠)の時に骨を伸ばす、筋肉を増やす、新陳代謝を盛んにする働きがある成長ホルモンが多く分泌されます。メジャーリーガー・大谷翔平選手は小学生の頃は「21時くらいには寝ていた」と話していて、現在でも睡眠時間は「基本的に10時間」と公言しています。彼の偉業、そしてその結果を出す、大きく強い体はやはりしっかりした睡眠の影響が少なからずあるといえるでしょう。

ちなみに「成長ホルモンは睡眠のゴールデンタイムといわれる22時から午前2時のあいだに多く分泌される」という話を聞いたことがある人もいるかもしれませんね。でも、これは実は正しい情報ではありません。**成長ホルモンは時間帯で分泌さ**

れるものではありません。成長ホルモンをしっかり分泌させて、心も体も健やかな生活を送るためには毎日同じ時間に寝ることと、睡眠直後の90～180分程度のノンレム睡眠をとることがもっとも重要です（図6）。

睡眠と体の関係で話をすると、話題に上がるのは「よく眠れば身長は伸びますか？」というもの。骨端線付近に存在する骨芽細胞が正しく働き、骨が伸びることで身長が伸びます。この骨芽細胞の働きを促すのも、まさに成長ホルモンです。もちろん睡眠以外にも栄養や遺伝的要因

図6　成長ホルモンと睡眠時間の関係

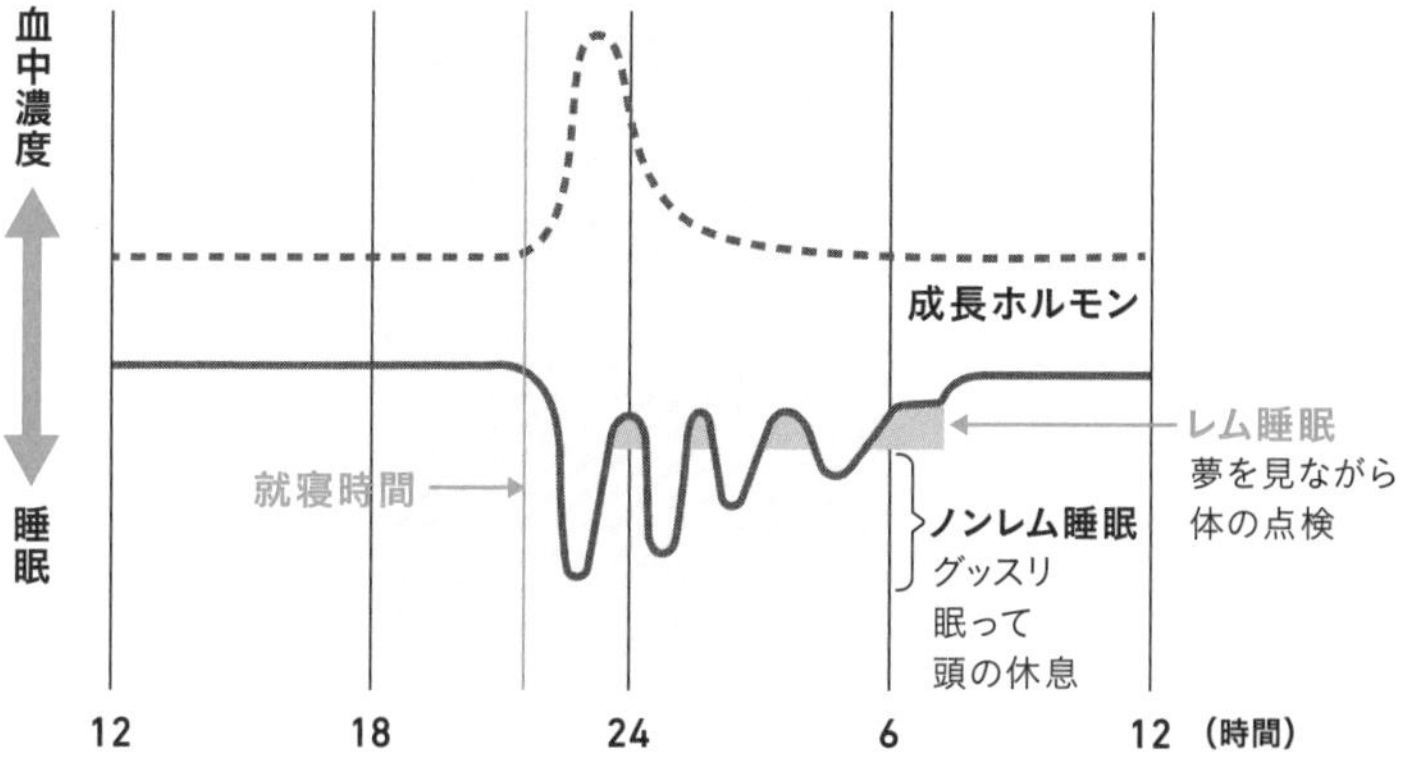

『子どもの睡眠～眠りは脳と心の栄養』（2003年）より一部引用

などもあるので、良い睡眠をとれば身長が伸びるとは一概に言えません。でも、少なくとも基礎条件とは言えるでしょう。

そして注意をしてほしいのが睡眠不足により肥満が引き起こされること。脂肪分解の役割を担う成長ホルモンが睡眠不足により分泌量が減少するという生物学的な事実があることに加え、睡眠不足の子は夜遅くまで起きていて、その間に夜食を食べ、朝起きる時間が遅くなって朝食を抜くという生活習慣の傾向が見られます。調査によると3歳の時に寝る時刻が23時以降だと、21時前に寝ていた子どもに比べて6年後には1・5倍肥満になりやすいという報告もあります。

心の成長

自然な眠りを促すメラトニンの基となるのがセロトニンということを紹介しましたが（P49）、このセロトニンが不足すると、ストレスやイライラ感、向上心や意欲の低下、友達と仲良くしようとする協調性が損なわれたり、うつ症状がみられたりするようになります。また、こういった心への影響が、学校での多動行動や友達とのトラブルにつながり、学校生活がうまくいかないことで不登校につながることも考えられるのです。

逆に、しっかりした睡眠は子どもたちの感情をコントロールしてくれます。心が安定していれば、テストや試合でうまくいかなかった時も「どうせ頑張っても意味がないんだ」とマイナスに考えるのではなく、「どこができなかったのかもう一度考えよう」「またチャレンジすればいいんだ！」と前向きに考えることができるようになります。

質の良い睡眠は、子どもの「脳を創り、育て、機能を守り、進化させる」とされています。つまり、「脳＝学習能力が高まる」「体＝健康で強い体になる」「心＝前向きに挑戦する気持ちが芽生える」ことになり、子どもはより一層自分に自信を持つことができ、自然とより良い方向に自分を導いていけるようになるのです。

良い睡眠の第一歩は「ひとり寝」できること

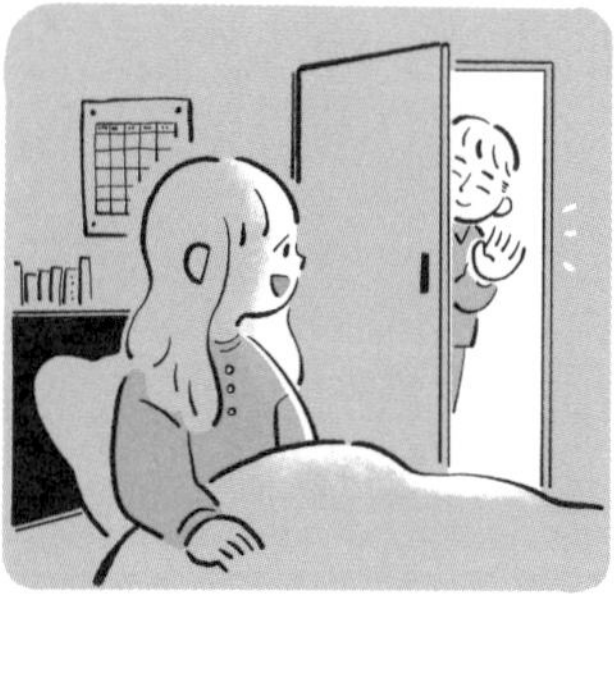

まだ「ひとり寝」ができない子は、小学校入学前後のタイミングでできるように促してもよいでしょう。**ひとり寝のメリットは、なんといっても親子ともぐっすり眠れること。**子どもは途中で音や光に邪魔をされず、一度眠りについたら朝まで眠ることができます。また、小学校低学年のうちにひとりで眠れるようになると、高学年で行われる林間学校や修学旅行などの宿泊行事前に焦る必要がなくなります。

そして、子どもが寝てくれることで親も質の良い睡眠をとれるようになります。

でも、いきなりひとりで眠る練習をするのは、これまで親の温もりを感じながら寝ていた子にとっては怖く、寂しいもの。だからこそ小学校入学のためにランドセルを購入した時など、**子ども自身が自分の成長を感じられるタイミングに合わせて「大きくなったからひとりで寝てみる？」と提案すると良いかもしれません。**

しかし、それでも「怖い」と子どもが渋る場合もあるでしょう。そんな時に大事にしてほしいのが子どもとの会話です。部屋が暗いから怖いのか、お化けが出るかもと考えてしまい怖いのか、会話の中で子どもが怖がる理由を探ってあげましょう。暗いのが怖いのであれば足元にライトをつけるなど、子どもの不安に寄り添った具体的な対策をとってあげると、意外とスムーズにひとり寝ができるようになります。

そして**ひとり寝の際に大事にしたいのは「ねんねルーティン」（P42）です。**これまでは親が寝る前に読み聞かせをしていたのに、突然「もう小学生だし、ひとりで寝るんだから自分で読みなさいね」となってしまうご家庭を時々見かけますが、これではルーティンがなくなってしまいます。小学生になったら音読の練習も兼ねて子どもが本を読むのをベッドで親も一緒に聞いてあげるなど、成長に合わせてルーティンを上手に変えてあげると、子どもも自然とひとりで眠れるようになります。

ぐっすり眠るための光・音・温度・夜の過ごし方

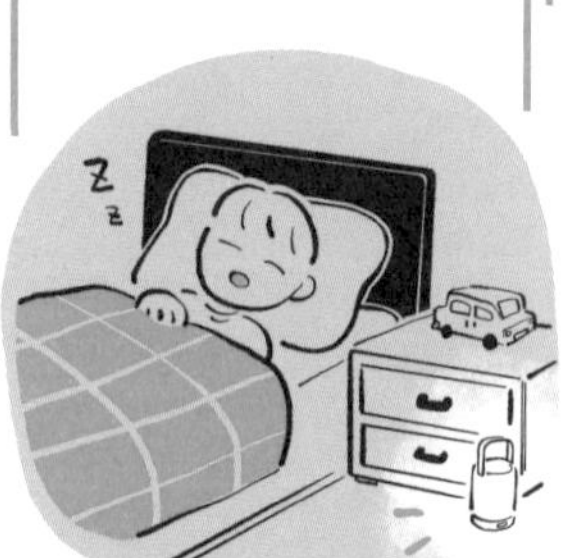

良い睡眠をとるためのひとり寝のファーストステップは、自分だけの寝る場所を作ってあげることです。子ども部屋を作って、そこに寝る場所を作ってあげられればそれがベストですが、難しい場合は**自分だけのベッドや自分だけの布団を用意してあげるだけでも十分です。**きょうだいや親と同じ布団で寝ていると、就寝時間が違う場合、隣でガサゴソ動く音や振動で睡眠を妨害されてしまいます。特に最初の90〜180分の睡眠が大切だからこそ、邪魔されない環境で眠れるようにするといいですね。一人だけの寝るスペースを確保した上で、普段の子どもの寝ている環

境や、寝る前の過ごし方のチェックをしてみましょう。

□夜寝る前ギリギリまでテレビを見て、明るい部屋で過ごしている
□子どもの寝室にリビングの音や光が漏れている
□怖がるので、明かりをつけて寝ている
□遮光カーテンをつけていない
□寝る直前にお風呂に入っている
□寝室の室温をあまり気にしていない

いかがでしたか？ ここで該当する項目があったら、ぐっすり眠れる環境とは言い難いかもしれません。このチェックリストを見てもわかるように、睡眠で大切なのは「光」「音」「温度」「夜の過ごし方」です。もし、この中で一つでもチェックが入るようなら、一度子どもの睡眠環境を見直してみてください。少しの改善で、子どもはもっと快適に眠ることができるはずです。

寝る前から照明を暗くする

人の体は周囲が暗くなると徐々に眠くなるようにできているので、部屋の照明を少しずつ暗くしていくのがおすすめです。特に子どもは大人よりも瞳孔が大きいこともあり、光を目の中に取り込みやすいので光の影響を強く受けます。ですから、少なくとも寝る2時間前にはテレビやスマホを控え、寝る直前に光を弱めるのではなく、徐々に眠りに適した光を作ることで睡眠を促すことができます。最近は調色調光できるライトが手ごろな値段からあるので、利用してみるのもいいでしょう。

注意をしたいのが、せっかく暗い部屋に行ってベッドに入った子どもが「やっぱり眠くない」と煌々と電気のついたリビングに戻ってきてしまうこと。実はわずかな時間でも明るい光にさらされると睡眠ホルモンのメラトニンが抑制され、睡眠が阻害されるという研究結果があります。**夜になったらリビングの照明は暖色に変えて、少し暗めに設定する**と、万が一、子どもが寝室から出てきても安心です。

暗い寝室が怖い場合は「おやすみライト」を設置

基本的に寝室は、照明を消して真っ暗にするのがベスト。その中で朝まで眠れると、一番質の良い睡眠を確保できます。でも、子どもはいきなり真っ暗な部屋だと怖がりますよね。これを解消するため、ご家庭によっては天井の常夜灯（オレンジ色の小さな明かり）をつけているというお話も聞きますが、子どもの睡眠の観点から言うと、この明かりは意外と明るすぎるのでおすすめできません。

子どもの目に光の刺激を与えないためにおすすめしたいのが「おやすみライト」。床に近い場所に設置する足元だけを照らすライトのことです。コンセントのある場所にもよりますが、できれば子どもの頭の方ではなく、足元の方に設置をすることで、より光の影響が少なくなります。ライトは暖色系がおすすめで、2〜3ルクス以下のものを選ぶといいでしょう。

遮光カーテンで明るさの時間を調整

お子さんが赤ちゃんだった頃、春から夏は朝の4〜5時に目を覚まして困った、なんていう経験をされた人も多いのではないでしょうか。これは太陽が昇る時間が早くなり、その光が部屋に入ってきてしまうからで、カーテンから漏れる光というのはそれほど睡眠に影響するのです。太陽の光が部屋に入る時間が早くなることで睡眠リズムが崩れることがないように、遮光カーテンをつけてあげるのがよいでしょう。ちなみに「遮光カーテンをつけると真っ暗になるから、子どもが朝になってもずっと寝ている」という話を聞きます。これは真っ暗になったことが原因なのではなく、そもそも子どもの睡眠が足りていないという証拠。睡眠時間をもっと確保してあげましょう。

室温は大人が肌寒い程度、湿度は40～60％が目安

夏は暑さが続くため、エアコンを使って室温を調整しているご家庭も多いと思います。ぐっすり子どもが寝るには、年間を通して室温は大人が肌寒いと感じるくらいがベストです。また、年間を通して寝室の湿度は40～60％に調節しましょう。実は熱中症は高温はもちろん、多湿の環境で起こりやすいのです。予防のためには夏

は除湿をして、湿度のコントロールをしてみてください。

お風呂は寝る90分前に38~40℃程度のお湯に浸かる

お風呂には就寝の90分くらい前に入るのが理想的です。よく、「お風呂と夕食どちらが先の方がいいですか?」と聞かれることがありますが、家庭の都合に合わせて、夕食はお風呂の前でも後でも問題ありません。大事なのは、寝る90分前にお風呂で体温を上げること。そこから時間をかけて少しずつ深部体温を下げて、寝床に入る時に体温が下がっていると一番質の良い睡眠がとれます。

パジャマに着替える

パジャマに着替えることは「これからベッドに行って寝よう」というルーティンの一つとなり、自然に体を眠る状態に近づけてくれます。パジャマは通気性・吸水性の良いものがいいでしょう。子どもは体温が高く熱が体にこもりやすいため、パジャマに着替えることで寝苦しさも防いでくれます。

寝る前のテレビやスマホで入眠も生活リズムも乱れる

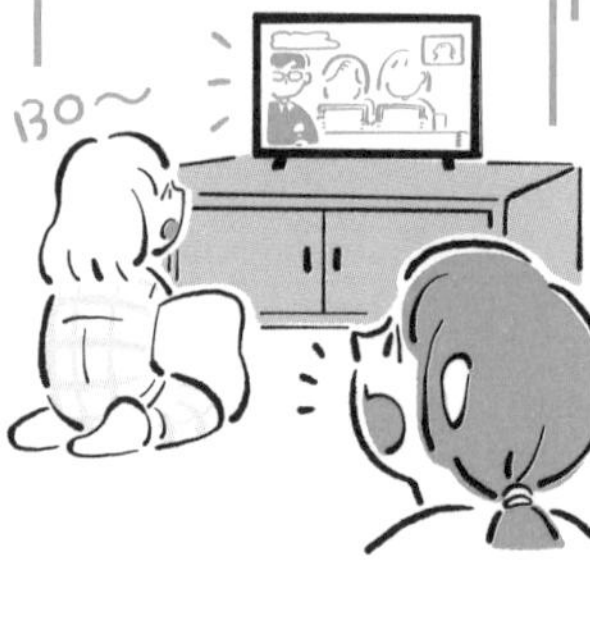

子どものテレビやスマホの利用については早いうちからご家庭でルールを作っておきましょう。まだ低学年のうちは自分用のスマホを持っていることが少ないでしょうが、塾へ通い出すと送迎の連絡でスマホを持たせることも多いはず。最初から「寝る前までテレビやスマホを見ているとよく眠れないから、部屋には持っていかずリビングに置いていこうね」と話して、寝る約2時間前にはやめる習慣をつけましょう。そして、親がスマホの制限の掛け方をしっかり把握しておくことも大切です。

でも、なぜ寝る前にテレビやスマホを見るのはＮＧなのでしょう。まず一つ目の理由として、コンテンツから受ける刺激が大きいことが挙げられます。おもしろい、ドキドキするなど、番組や動画、ゲームの内容により**交感神経が刺激され興奮状態になり、なかなかリラックスできなくなり、寝付けなくなります。**

また二つ目の理由としてブルーライトの影響があります。スマホやテレビから発せられるブルーライトは目に見える光の中でもっとも波長が短く、エネルギーが強いといわれています。そして、メラトニンの生成を抑制してしまいます。

ちなみにブルーライトはスマホやパソコンだけではなく、実は太陽の光にも含まれているのをご存じですか？　ですから、日中外で活動しているとメラトニンの分泌は抑えられて活動的になるのです。しかし、**寝る前にブルーライトを浴びると、体が「今は昼」と誤認して、メラトニンの分泌が抑えられてしまい眠れなくなるのです。**こうして体内時計のリズムが狂い、睡眠トラブルが起きてしまうのです。

なお、このテレビやスマホの利用時間は、子どもの成績と深く関係していることもわかっています。こちらについては第3章で詳しく説明していきます。

Column 3

子どもの睡眠、男子と女子で意外と違う!?

小学校中学年あたりから、子どもたちの生活リズムが徐々に夜型になり、睡眠時間が減少していきがちです。特に平日は塾や習い事で十分な睡眠時間をとれないため、子どもたちは寝だめをしようと休日の朝、寝坊をするようになります。この**「休日の朝の起床時間」は女子の方が遅い傾向にあり、平日と休日で生活リズムが大きく崩れるため、ソーシャル・ジェットラグ（P56）が男子より起きやすいとされています。**

また女子は男子に比べ、ソーシャル・ジェットラグによる疲れや気分の落ち込みが起こりやすいこともわかりました。思春期になると女子は月経など体の変化も現れ、友達との関係性も複雑になります。ここに受験などのプレッシャーも重なり、メンタルへの負荷がさらにかかります。ただでさえ忙しいのに、寝る前に考え込んでしまい、なかなか眠ることができず、悪循環に陥るのでしょう。

だからこそ**昼夜のメリハリをつけて規則正しく眠り、眠る前にはリラックスを心がけ、頭だけではなく体も疲れさせ、睡眠の「質」と「リズム」を改善することが大切です。**具体的には、日中に頭も体もアクティブに活動して、毎日できるだけ決まった時刻に寝起きすることを心がけましょう。また、就寝前にはPCやスマートフォンなどまぶしい光を発する電子機器の使用を避けることも大事です。

そしてなにより**「悩み事はベッドに持ち込まない」こと。**もし、悩んで寝付けない時には、ベッドから出て一度気分転換をすることもいいでしょう。

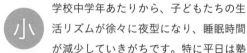

Best Sleep for Busy Kids

第3章

大忙しの
小学校高学年、
ねむりを充実させるには

中学受験や習い事などでさらに忙しくなり、
ねむりの時間が限られる時期。
脳と体の健康を保つことができる
「質」と「効率」の良い睡眠について知っていれば、
大変な時期も乗り越えられます。

睡眠時間を確保する生活を早くからクセにする

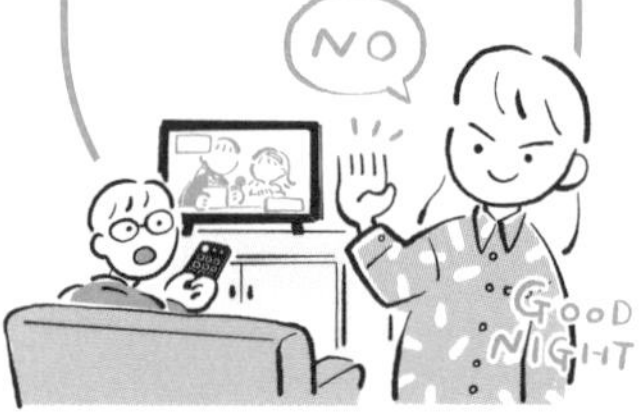

高学年になると、中学受験のために通塾している場合は特に、帰宅時間が遅くなります。また、クラブチームなどでスポーツを頑張っているならチームの練習の回数も増え、練習時間もグッと増えてくることでしょう。さらに委員会やクラブなど、小学校での活動も増え、中学受験を予定していなくても通塾するケースも多く、やらなくてはならないことが盛りだくさんです。だからこそ「朝、早起きをして勉強する」「早く寝るために、塾から帰宅後はテレビを見ない」など、**子どもに合った生活・学習スタイルを早いうちに見つけることで、必要な睡眠時間を確保でき、さ**

らに入試や試合といった大事な日に体調を崩すことがなくなります。

とはいっても、計画通りに過ごすのは意外とむずかしいものです。文部科学省の調査で小学生に「学校がある日の午前中、授業中に眠くて仕方がないことがあるか」と質問したところ、「よくある」と「ときどきある」を合わせた割合は小学5年生で31・0%、小学6年生で38・9%と、いずれも3割を超える結果になりました。塾や練習から夜遅く帰宅して、その後、夕食をとり、お風呂に入る。そうしているとどんどん睡眠時間は削られ、結局、日中の学校の活動や塾の勉強に集中できないという状態になっているのかもしれません。

「明日はテストだからあと30分くらい勉強する」「プレーを見直したいからもうちょっと起きていていい?」と子どもに言われたら「それくらいなら、大丈夫かな」と思う方がほとんどでしょう。しかし**短い時間でも、日々の睡眠不足によるダメージは少しずつ体内で蓄積されて「睡眠負債」となり、気がつけば翌日多めに寝ただけでは疲れが挽回できない状況になってしまうのです。**だからこそ、忙しい高学年になっても、日々適正な睡眠時間を確保することをおすすめしたいと思います。

生活リズムの第一歩は睡眠負債を作らないこと

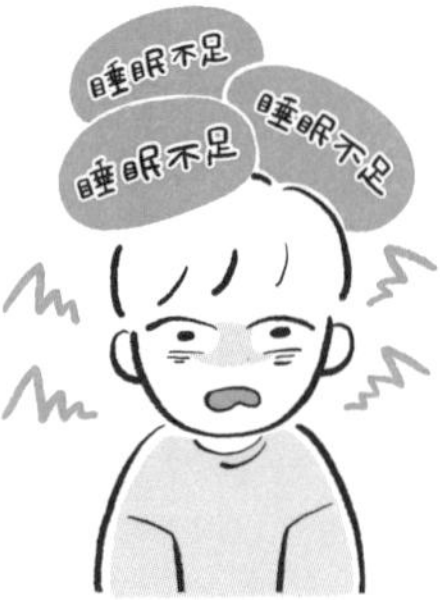

中学受験を目指す子どもが遅くまで勉強に取り組んでいる姿を見ると、「寝かせてあげたいけれど、集中して頑張っているからもう少し様子を見ようかな」と思うこともあるでしょう。また、厳しいけれど睡眠を少し削って勉強をしなくてはいけないタイミングも受験生にはあるはずです。だからこそ私も、受験生を持つ保護者のみなさんに「お子さんを毎日必ず早く寝かせてください！」とは強く言えません。

でも、そんな時でもポイントを押さえて賢く睡眠をとらせてあげてみてください。

まず**大切なのは、「睡眠負債」を作らないこと**です。睡眠負債（Ｐ83）とはわずかな睡眠不足でも少しずつ蓄積されて、日常生活や勉強の質が低下してしまう状態のこと。テストの前日だけ1時間遅くまで起きて勉強しよう、という程度であれば、翌日多めに寝れば挽回することもできます。しかし、日々の睡眠不足が蓄積すると負債となって、一度に返済することが難しくなってきます。

小学5、6年生に必要とされる推奨睡眠時間は9～11時間程度。でも、受験の追い込み期になるとそれが削られて8時間程度になってしまうこともあるでしょう。適切な睡眠時間が10時間の人が8時間しか眠れていない場合、10日間で20時間、30日間では60時間の睡眠負債を抱えることになります。

睡眠負債をためこまないためには、「睡眠リズムを整える（就寝・起床時間を一定にする）」「夜はスマホやタブレットをオフ」「朝日を浴びる」「適度な運動」が推奨されています。受験勉強で忙しく十分な睡眠時間を確保できない時は、このあたりにぜひ注意してあげてください。質の良い睡眠をとれる環境を整えてあげましょう。

高学年の超多忙時におすすめの質の良い睡眠法

とにかく時間がない高学年の子どもたち。学校で元気に活動ができて、塾では勉強に集中するために、就寝・起床時間を毎日一定にして睡眠リズムを整えることは基本です。これに加えて質の良い睡眠をとるには、Ｐ74～77でお伝えした「ひとり寝でぐっすり眠るための６つのポイント」をぜひ参考にしてください。

ただ、高学年だからこそ起こり得る睡眠のお悩みも出てきます。ここではその解決法をご紹介します。

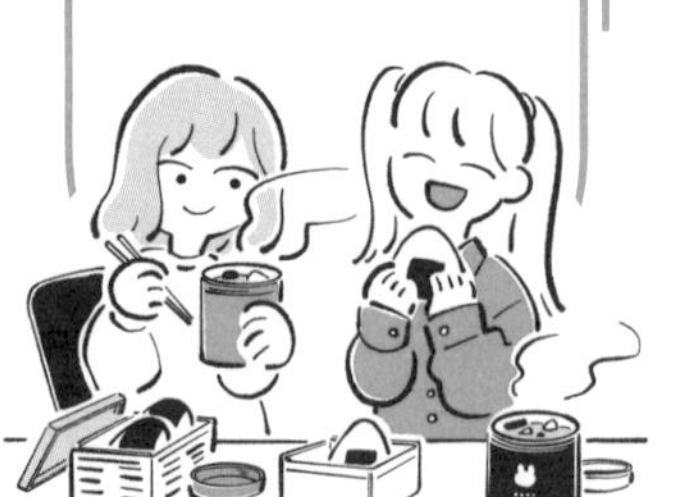

夕食のタイミング

塾が21時に終わり、帰宅後に夕食というご家庭もあるでしょう。消化時間を考えると、本当は食事を睡眠の3時間前までに終えるのがベスト。しかし、育ち盛りの子どもたちは、塾に行く前に食べても、塾の授業の合間にあるお弁当時間で軽食を食べても帰宅後にはお腹が空いているはず。塾から帰宅後に食事をするなら、消化に時間がかかる揚げ物や脂肪分の多い肉などは控えたほうがよいでしょう。睡眠の直前に満腹になるまで食べると、食べたものを消化するために胃腸が働き、どうしても脳や体が休まりません。ですから、**できれば塾に行く前か塾のお弁当時間で軽く夕食を食べて（P101）、帰宅後もお腹が空いているようならおにぎりなどを追加で食べるようにすると、より良い睡眠がとれます。**

とはいえ、仕事やきょうだいの子育てなどで忙しい場合、子どもが塾に行く前に食事をさせるのは難しいですよね。そんな時、私がおすすめしているのは具だくさん味噌汁とおにぎりです。おにぎりは事前に作って冷凍をしておき、前日にお味噌汁を多めに作っておいて冷蔵庫に保管しておきます。**子どもが一人で塾に行く前に**

おにぎりと味噌汁をレンジで温めて食べれば、火を使う心配もなく、お腹も満たされます。そして帰宅後、主菜と副菜、サラダなどを食べるといいでしょう。このおにぎりとお味噌汁を塾弁として持っていってもよいでしょう。

もし、塾が自宅から遠くにあって帰宅時間が遅くなるようなら、塾前に作り置きの主菜と野菜などを食べてもらいましょう。そして帰宅途中の車の中でおにぎりを食べれば、寝る直前に胃もたれする脂っこいものを食べることを避けられ、かつ食事時間を短縮することができるので睡眠時間を犠牲にすることもありません。

なお、一つ注意をしてほしいことがあります。それは夕食をとる時間帯です。ある日は19時に食べて、ある日は22時、と**夕食の時間に90分以上の差があると入眠時間がずれ、疲労や精神面にも影響があるという報告があります。**塾で忙しいでしょうが、なるべく同じ時間にしましょう。

お風呂は無理に入らなくてもいい

疲れを取るために、塾から帰宅後にお風呂に入るように子どもに伝えている家庭もあるでしょう。でも、睡眠直前のお風呂はあまりおすすめできません。

眠りに入っていく時、脳と体（内臓）の温度、いわゆる「深部体温」は下がっていきます（**図7**）。この深部体温が下がると眠気は強く、深くなるという研究結果が出ています。でも、お風呂に入って温まった直後は脳も体も温度はかなり高くなっていて、ここから体温が下がるまでには時間がかかります。そのため、入浴した直後に布団に入

図 7 **深部体温は「上げ下げ」がキー！**

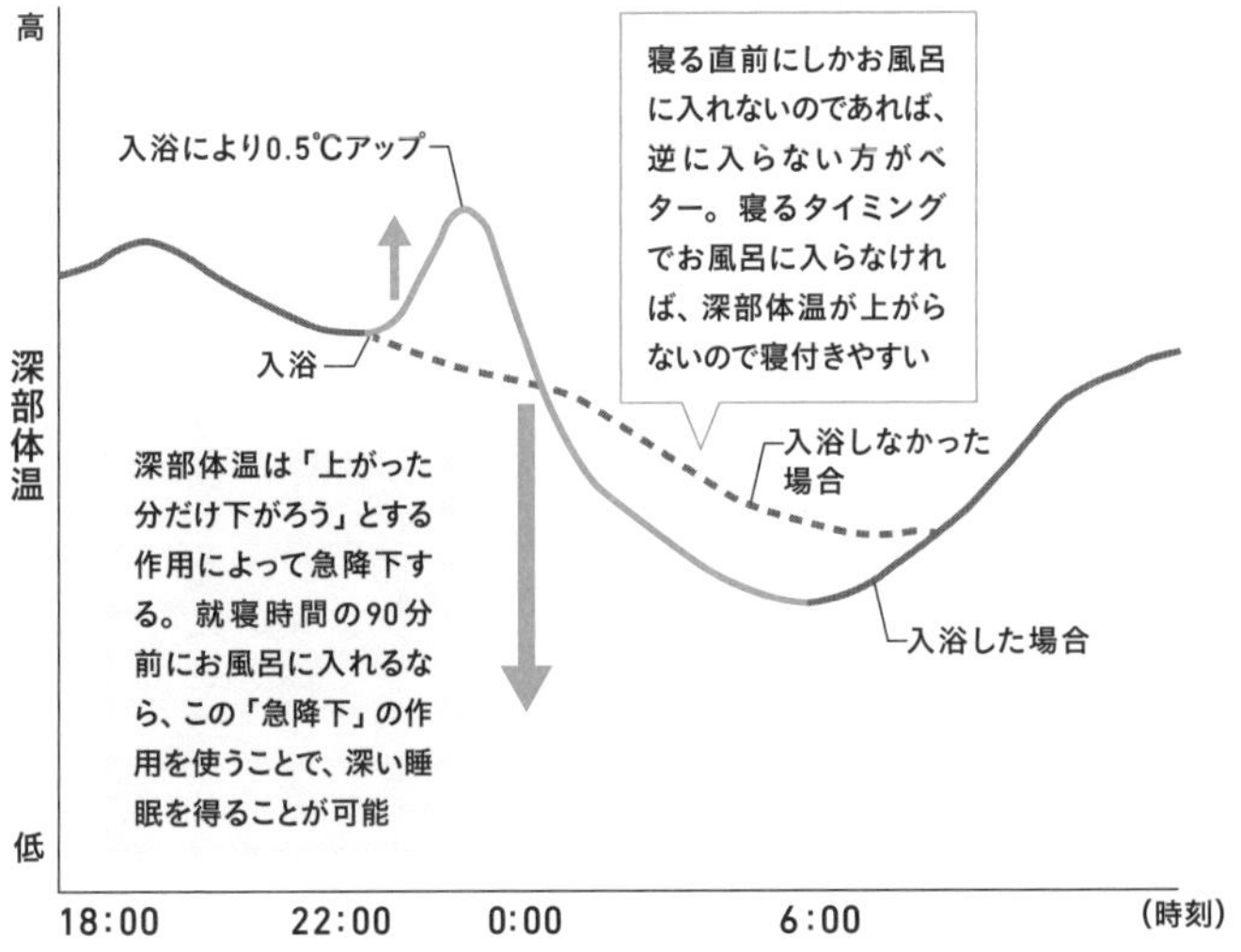
高
深部体温
低
入浴により0.5℃アップ
入浴
寝る直前にしかお風呂に入れないのであれば、逆に入らない方がベター。寝るタイミングでお風呂に入らなければ、深部体温が上がらないので寝付きやすい
入浴しなかった場合
深部体温は「上がった分だけ下がろう」とする作用によって急降下する。就寝時間の90分前にお風呂に入れるなら、この「急降下」の作用を使うことで、深い睡眠を得ることが可能
入浴した場合
18:00
22:00
0:00
6:00
（時刻）

『眠れなくなるほど面白い 図解 睡眠の話』（2021年）より一部引用

ると深部体温を下げることができず、すぐに眠ることができないのです。**塾から帰宅して就寝時間まで時間がないようならお風呂には入らず、パジャマに着替えて睡眠を優先して、翌朝お風呂に入る方が、結果的に良い睡眠をとることができます。**

入浴後90分、最低でも60分が経過すれば皮膚から熱が放出されて深部体温が下がります。どうしてもお風呂に入りたい場合、例えば子どもが22時30分に寝るのであれば、21時までにお風呂に入れば睡眠を阻害することはありません。ちなみに40℃前後のお湯に15分程度入ると深部体温が上がり、90分後には温度が下がるので深い眠りに入ることができます。一方、**お風呂に入りたいけれど、その時間がないようであれば、足湯がおすすめ。**リフレッシュもできますし、軽く温めるだけなので深部体温が下がるまでの時間が短くなり、深い眠りも得やすくなります。

日中、人間は脳をフル活用しています。そして子どもたちは寝る直前まで勉強をして脳の機能を働かせています。そんなオーバーヒートぎみの脳の温度を下げて、休ませるためにも、お風呂を上手に使うことを考えましょう。

寝室の温度調節で睡眠中の体温をコントロール

寝室の温度は大人が肌寒いくらいがいいとお伝えしました（P76）。これはまさに体から上手に放熱をさせ、深い睡眠を促すためです。暖房が強すぎたり、夏で室温が高すぎたりすると眠りは浅くなります。ですから、冬は眠ってから少ししたら暖房を下げる、夏は眠りに落ちるまでは熱を放出しやすいように室温を低くして、その後は寝苦しくない程度に冷房をつけ続けるなど、寝室の温度をタイマーで調節をすると、子どもはよりぐっすりと寝られます。

塾帰りにコンビニに寄らない

塾帰りに「甘いものを買いたい！」と子どもとコンビニに行くこともあるでしょう。でも、帰宅時にコンビニに行くのはなるべく避けてほしいのです。睡眠と光の関係について説明をしましたが（P74）、夜間に明るい光を浴びるとメラトニンの分泌が抑制されてしまいます。**コンビニは照明が煌々と照っていて明るいので、その強い光が眠気を遠のかせてしまいます。同じように自動販売機やスーパーマーケッ**

トなどもかなり明るいので、なるべく避ける方が良いでしょう。

スマホや動画は刺激の少ないものを少しならＯＫ

テレビを見る時間がない受験生の子どもたちは、自宅までの移動時などのスキマ時間でゲームや動画コンテンツ、またＳＮＳを楽しむこともあるはず。ただ、電子機器から発せられるブルーライトは脳の強い覚醒を引き起こし、刺激的なゲームやコンテンツは脳を活性化させてしまいます。さらには視聴をやめられなくなりこっそりベッドの中でスマホを見て、睡眠時間を削っているということもあるでしょう。

現代においてスマホは睡眠を阻害する一番の要因と言っても過言ではありません。特に子どもにとっては楽しい情報が次々と出てくるので、やめることは難しいはず。だからこそスマホ使用のルールを決め、その悪影響も伝えてほしいと思います。「毎日頑張っている勉強を定着させるためにも、そして健康な体を維持するためにもしっかり睡眠をとってほしい。だからスマホの利用ルールを一緒に決めよう」と**親の気持ちを伝えつつ、子どもの意見を尊重しながら話し合ってみてください。**

ルール決めの際に気をつけたいのが視聴時間と場所、そしてコンテンツの内容。本来であれば就寝時間の2時間前にはスマホを見るのをやめてほしいのですが、そうなると塾から帰宅したタイミングではスマホ利用の時間を設けることができません。それではスマホを取り上げられたのと一緒で、子どももストレスがたまるはず。例えば「車で移動中の15分」「帰宅後の食事を準備する間の15分」など自室での利用はやめて、**親の目の届くところでなるべく就寝時間直前ではないタイミングで時間を決めて利用の許可をする**のがよいでしょう。

また、視聴するコンテンツにも注意が必要です。ショート動画など次々と新しい内容が出てくるものや、刺激的なゲームは脳を興奮状態にさせてしまいます。SNSなどコミュニケーションをするものも、お友達の言葉や反応が気になってしまい眠れなくなることがあります。どうしても見るのであれば刺激が少なく、悩みの種にならない情報が発信されるコンテンツを時間内で見るのがいいでしょう。

スマホ使用はすべてNGではなく、睡眠を妨害しない程度に子どもの息抜きツールとして賢く使いましょう。

知識を定着させるなら睡眠のサイクルを増やそう

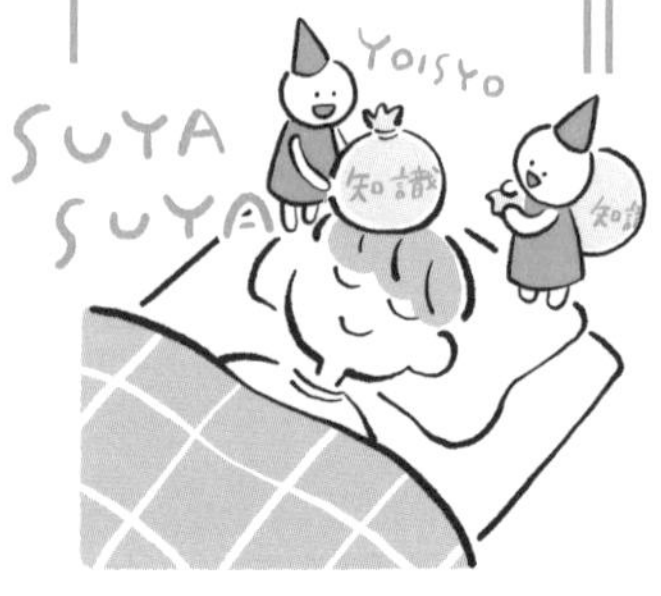

塾から帰って夕食をとってから、その日やった勉強の見直しをしていると就寝時間が23時になってしまう、ということもあるはずです。でも、睡眠時間を削って、眠い状態で無理に勉強をしても効率は良くありません。なぜなら**睡眠には「記憶を固定させる」という重要な仕事がある**からです。つまり、**しっかり眠らなければ、日中の学習や経験は定着しにくいのです。**実際、東大生の多くが受験中も7時間以上の睡眠をとっていたという報告があります。

人間の記憶はレム睡眠・ノンレム睡眠の繰り返しによって知識として定着します。

ノンレム睡眠時、脳は新たな記憶と古い記憶を結合するほか、嫌な記憶を消去します。そして次にやってくるレム睡眠では記憶と学習に関わる扁桃体や海馬などの大脳辺縁系が活動し、日中にインプットした情報を整理してメンテナンスを行い、脳に記憶として定着させる働きをするということは前述した通りです（P21）。この**ノンレム睡眠とレム睡眠がセットになって周期的に繰り返し発現し、記憶の定着を後押ししているのです。**だからこそ、長い睡眠時間を確保して、**ノンレム睡眠とレム睡眠のサイクルを増やせば、より効率的に知識を定着させられる**のです。

もし、塾から帰宅後も勉強や宿題をしないと間に合わないという場合は、勉強時間を朝・晩に分けることをおすすめします。**睡眠時の記憶定着を狙い、夜はサッと暗記系の勉強を行ってからすぐ寝て、朝起きたら昨晩覚えた内容を確認したのち、計算問題や文章問題などをしましょう。**朝は頭がすっきりして集中力もあるので、じっくりと考える問題などは朝に行うとより効果を感じられるはずです。睡眠時間を削って夜に非効率な勉強をするより、しっかり寝て、朝晩それぞれのタイミングの特徴に合った勉強内容を選ぶ方が効果的に勉強を進められます。

運動も音楽も!!
ねむりが上達を助ける

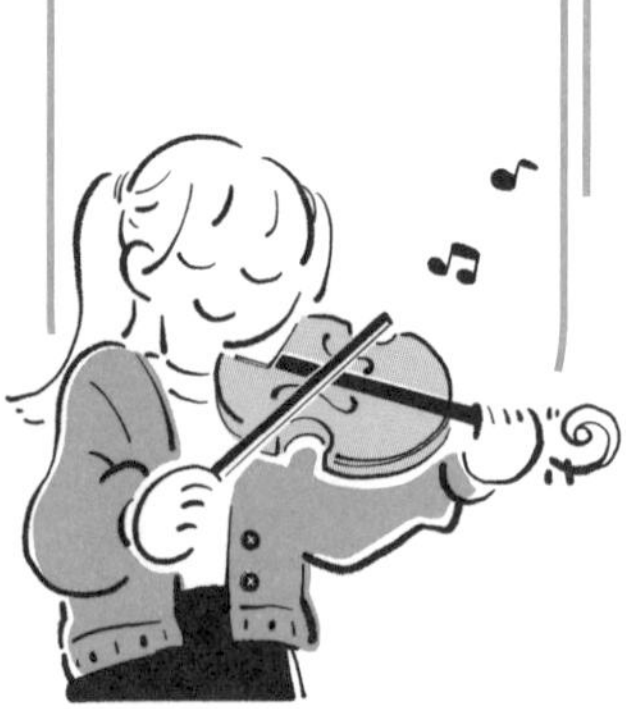

睡眠が知識を定着させる仕組みはわかりましたが、運動面ではどうなのでしょう。スタンフォード大学のデメント博士は、しっかり睡眠をとることがバスケットボール選手のパフォーマンスにどのような影響を与えるかを調査しました。博士は40日間10人の選手に毎日10時間睡眠をとるように伝え、十分な睡眠がフリースロー、3ポイントシューートの成功率、80m走のタイムにどう影響するかを調べました。すると10時間睡眠をとった40日後には、フリースローの成功率が約9%、3ポイントシュートの成功率が約9・2%上がり、80m走のタイムも0・7秒縮まるという

結果が出ました。また選手自身も自分のプレーを高く評価するなど、プレーのみならず精神面でもポジティブな変化が見られました。

ただ、この実験は40日間続けられたため、「40日間の厳しい練習が技術を向上させたのでは」という疑問も拭いきれません。そこで、今度は10時間睡眠をやめて、もう一度同じプレーを調査したところ、選手たちの記録は実験前の水準に戻っていたのです。この調査からも、**睡眠が運動のパフォーマンスをアップさせているといえる**でしょう。また、**運動だけでなく、音楽の演奏なども睡眠をしっかりとることで技術力が上がる**という調査結果が出ています。

そしてもう一つおもしろいのが、睡眠をとることで失敗したプレーなどの嫌な記憶も消えやすいということ。前述したようにノンレム睡眠時は嫌な記憶を消して整理するといわれています。深い睡眠がとれていれば、**失敗したプレーが頭に残らないので、トラウマになることなく、大舞台でも積極的にプレーに打ち込める**のです。

大谷翔平、イチロー、長谷部誠、ロジャー・フェデラーといった一流選手がしっかり睡眠をとっているのには、ちゃんと理由があるのですね。

睡眠時間を確保できる生活リズムの作り方

ハーバード大学の研究によると、**新しい知識や技法を身につけるためには、覚えたその日に少なくとも6時間以上の睡眠をとることが不可欠**だということが判明しました。また、名古屋大学の研究でも、心身の健康の維持には7時間の睡眠が必要という報告があります。追い込み時期だからと睡眠時間を削っても、夜遅くまで起きていると、結局は身につかないのです。しかし、5年生を過ぎたあたりから勉強や練習量が格段に増えてくるのが悩ましいところです。

私の友人のお子さんで、5年生まで塾とバスケットボールのクラブに通い、6年

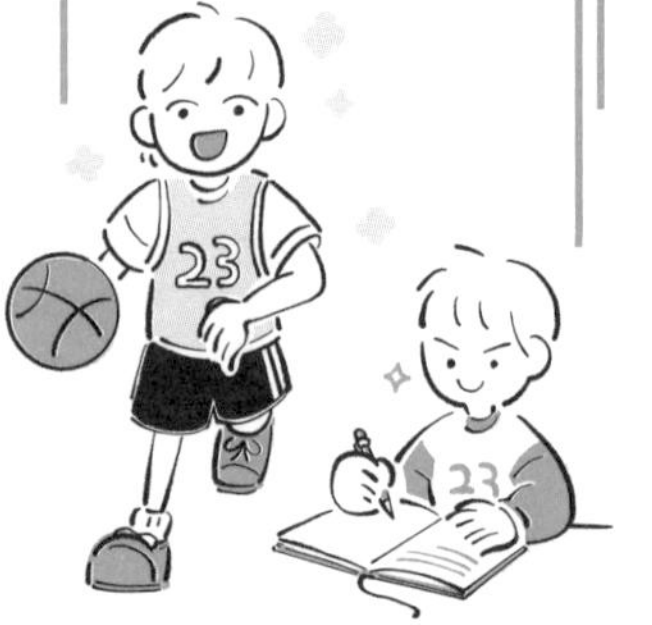

生から中学受験に向けて塾のみにしぼった女の子がいます。彼女のスケジュールに生活リズムを整えるヒントがいくつか含まれていたので、ぜひ紹介したいと思います。

友人が言うには、バスケにも塾にも力を入れていた5年生まではお子さんの体力の消耗が激しかったため、毎日学校から帰宅したらすぐにソファで20分程度寝て、その後、軽くごはんを食べてから塾やバスケのチーム練習に行っていたといいます。

ここで参考にしたいのは**「毎日20分程度のお昼寝」**。特に日常的に体力を消耗している場合お昼寝を習慣にすることは、睡眠時間の確保と体力回復に効果的です。6年生になり塾だけにした際にもお昼寝はさせていたそうですが、この時は**「お昼寝前の漢字・語彙練習」**をしていたそう。夜の睡眠同様お昼寝でも記憶定着の効果はあると報告されているので、これは理にかなった方法です。また、塾のお迎えを週に1回は会社帰りの父親に頼み、一緒に**「15分ほど歩きながら帰宅」**していたそう。ウォーキング程度の運動は脳や体を刺激し、ストレス解消や気分転換にもなります。そしてなにより運動の効果で夜はぐっすり眠れます。

少しの工夫で質の良い睡眠をとれる方法ばかりなので、参考にしてくださいね。

学校・塾からの帰宅後寝るまでのベストな過ごし方

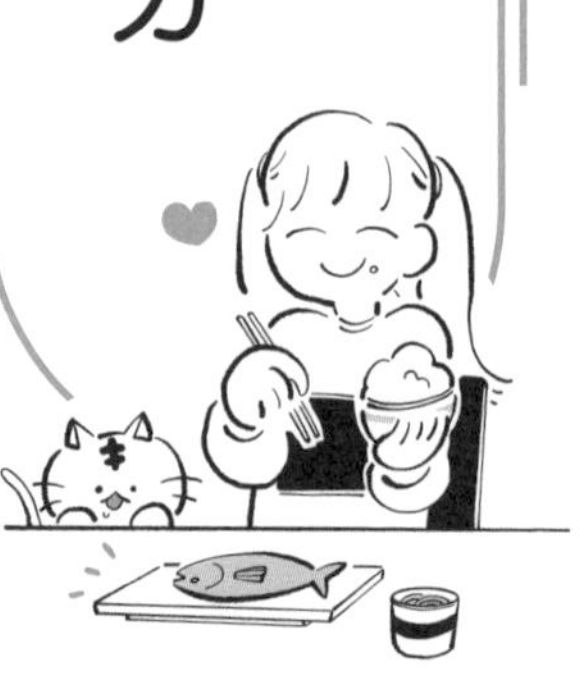

先ほど、小学5〜6年生のお子さんの参考となる1日の過ごし方をお伝えしましたが、ここからはもう少し詳しく、質の良い睡眠と、睡眠時間を確保するためのベストな過ごし方を帰宅後から順にご紹介します。

学校から帰宅後〜塾までの過ごし方① お昼寝

先ほどもお伝えしましたが、睡眠不足になりがちな高学年（特に6年生）は15〜20分程度の**お昼寝をすると頭がすっきりとして、塾でも集中して授業に参加をする**

ことができます。コーネル大学のマース氏は「パワーナップ」という言葉を作り、日中の短時間の睡眠は仕事などのパフォーマンスを高める習慣になると紹介しています。実際、日本で行われた調査でも、「お昼寝をすることで仕事がはかどるか」という質問に対し、全体の8割以上がはかどると答えています。

ただ、**30分以上のお昼寝をしてしまうと、脳は熟睡モードに切り替わってしまい、余計に眠くなる**という状態に陥ってしまいます。子どもがお昼寝をする場合は必ず20分前後でアラームをかけるか、起こしてあげるようにしましょう。

学校から帰宅後～塾までの過ごし方②　塾前の食事・塾弁当

6年生になって補習が入ると21時頃に塾が終了することもあります。P87でも記しましたが、学校から帰宅してから何も食べないで塾へ行くとお腹が空くので、塾前には軽く食事をさせるか塾弁を持たせましょう。もし塾が自宅から遠く、車で通塾をしている場合、時間短縮のために**塾の往復の時間で食事をさせるのも良いでしょう。**「車内で夕食を食べさせるなんてかわいそう」と思うかもしれませんが、週に

3回程度のことですし、1分でも多く睡眠時間を確保する方が子どもへのメリットは大きいです。また、前述したように、食事時間は体内時計に響くので、なるべく毎日同じ時間にとるようにしましょう。

塾前の食事は脳にとって唯一のエネルギー源となる糖質をとることをおすすめします。 糖質は、米やパン、うどんやパスタ、芋など炭水化物を多く含む食材にふんだんに含まれています。例えば野菜や鶏肉などを入れた炊き込みごはんをおにぎりにすれば、糖質に加えて、ビタミンやタンパク質も摂取でき、栄養のバランスが偏りません。ただ、**ごはんは腹八分目程度の量**に抑えましょう。満腹になると血糖値の上昇や脳の血流の悪化により、眠気ややる気の低下などが誘発されることも考えられます。塾でお弁当を食べる場合は、塾前はおやつを食べる程度で済ませると、食べすぎにならずよいでしょう。

なお、塾弁で気をつけてほしいことが一つあります。お弁当と一緒に水筒を持たせていると思いますが、その中に何を入れるかは注意が必要です。麦茶やお水なら良いのですが、**緑茶や紅茶はカフェインの量が多く、またほうじ茶もほかのお茶よ**

りは少ないものの一定量のカフェインが含まれるため帰宅後の睡眠を妨害してしまいます。また、眠気を覚ますため、エナジードリンクやカフェイン入りのゼリー飲料をお子さんがほしがることもあるでしょう。でも、これも同じくNGです。カフェインの血中濃度が半減するのに2〜8時間（子どもはさらに時間が必要）かかります。質の良い睡眠のためにも、水筒の中身もケアしてあげてください。

塾から帰宅後〜睡眠までの過ごし方① 帰宅後の夕食

P87でも書いたように、良い睡眠のためには就寝の3時間前に夕食を食べることをおすすめしています。ただ、成長期ですから塾終わりにお腹が空いている子もいるでしょう。また授業が終わった解放感を味わうために、お家でごはんを食べることを楽しみにしている子どももいるようです。とはいえ、脂肪分の高いものを食べると睡眠に影響が出てしまいます。そこでおすすめなのが、お刺身です。お刺身なら購入したものをお皿に移し替えて、食卓に出せばOK。しかも脂っこくもないので、睡眠中に胃腸が活発に動くこともありません。

また、**魚を週に1回以上食べる子は、そうでない子と比較してみると学力テストでより高いスコアを打ち出し、さらに夜中に目が覚めてしまうことも少なく、よく眠る**こともペンシルバニア大学の調査で明らかになりました。これは魚に含まれるオメガ3脂肪酸の影響と考えられていますが、親としても手軽に食卓に出せて、子どもの学力や睡眠に良い影響があるなら一石二鳥の食材ですね。

塾から帰宅後～睡眠までの過ごし方②　勉強

寝る前にその日に習ったことの復習や宿題をすると、睡眠時の脳の働きもあって定着度が上がることが考えられます。しかし、その日のうちに宿題をすべて終わらせようとすると睡眠時間はどんどんなくなっていきます。少しでも身につけようと思うのであれば、**2、3問程度解いてみて、それ以上は翌朝以降に回し、まずは寝るようにしましょう。**

塾から帰宅後〜睡眠までの過ごし方③　自由時間

塾から21時頃に帰宅すると、ごはんを食べて少し勉強をしたら、もう23時近くなってしまいます。塾がある日はごはんを食べながらニュースを見る程度が自由時間かもしれませんね。ですから、極度に眠くないなら、**塾がない日にはお昼寝のかわりに30分程度体を動かす時間を設けるのもいいでしょう。運動は幸福度を上げると言われています。**夜の睡眠時間を減らすことなく、子どももストレスなく受験期を乗り越えられるはずです。

塾から帰宅後〜睡眠までの過ごし方④　お風呂

お風呂を睡眠の90分前までに済ませるのがベターですが（P77）、塾に行っているとそれも難しいもの。前述した通り、お風呂は夜入らなくても十分な睡眠がとれれば疲労は回復します。ただ、思春期を迎えた女の子はお風呂に入りたがることもあるはず。その場合は子どもが塾から帰宅したらすぐお風呂に入れるようにお湯を沸かしておき、**帰宅をしたらすぐにお風呂に直行**させましょう。

起きられない時は起きるのを楽しみにする

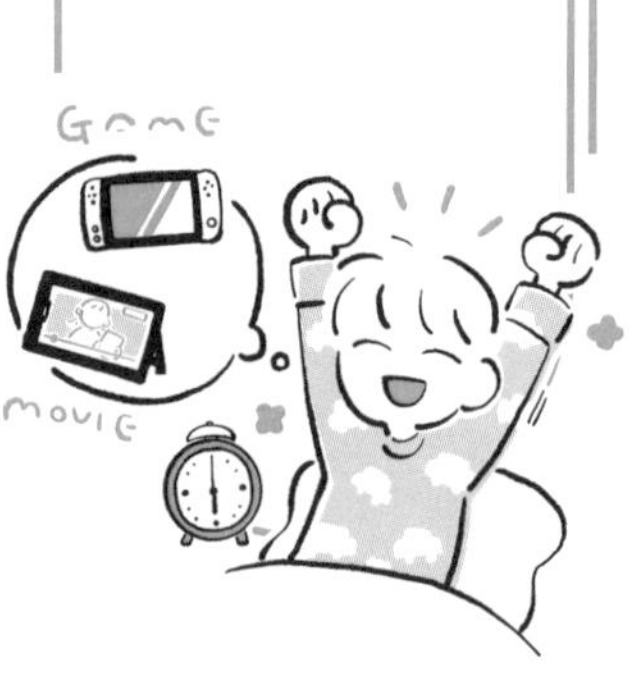

睡眠リズムを毎日一定にして、よく眠れる環境を整えても、朝どうしても自分で起きてくれないという子もいるのではないでしょうか。「思春期は眠たいから仕方ない」という話もありますよね。しかし、「思春期は成長ホルモンや性腺刺激ホルモンの影響で眠くなることが増える」という説に科学的な根拠はありません。どちらかというと、塾通いや勉強で睡眠時間が削られる、スポーツチームの練習がハードになったことで交感神経が活発になり寝付きにくくなるなど、子どもたちの置かれている環境が睡眠不足を引き起こし、朝起きられなくなっていると考えられます。

しかし、寝不足だからといって起床時間を変えることはできません。朝日を浴びても、どんなに声をかけても揺さぶっても起きてくれないのは、睡眠時間が足りない証拠なので、まずはよく寝ることを優先してください。そのほか、起きることが楽しみになるようなことを提案してあげるのもいいでしょう。

ゲーム好きなお子さんを持つ家庭でよく聞くのは**「早朝のゲームタイム」**。睡眠時間を妨害しない程度に早起きをして、決められた時間だけゲームができれば、子どものストレス発散にもなります。また、研究によると**ゲームは認知機能がアップするという報告もあるので、一概に悪いともいえない**ようです。それから、身だしなみを整えるのに時間がかかりだす頃なので、**「朝シャワー」**もおすすめ。少し熱めのお湯は交感神経を優位にして自然と目が覚めてきます。ほかにもダラダラと見てしまいがちな**「SNSチェック」や「動画視聴」**を朝だけOKにするのもいいかもしれません。少しでも「楽しい」と思うことを提案してあげることで、すっきりと目覚めることができ、1日の充実度もアップするはずです。

「朝起きられない」に隠された意外な原因

これまでは眠くても朝は起きていたのに、**急に朝起きられなくなった、ベッドから立ち上がるとふらつくなどの症状が見られるようなら、「起立性調節障害」の可能性も考えられます。**小学校高学年頃から発症が増え、小学生全体の5％程度が罹患し、中学生になると10％の子に見られるといわれています。成長とともに罹患率が上がるので、中学受験の勉強に本腰を入れるタイミングと重なることもあります。

起立性調節障害は自律神経のバランスが崩れることが大きな原因です。ちょうど高学年頃から男の子も女の子も体が急に大きくなり、背が伸びて神経も成長するこ

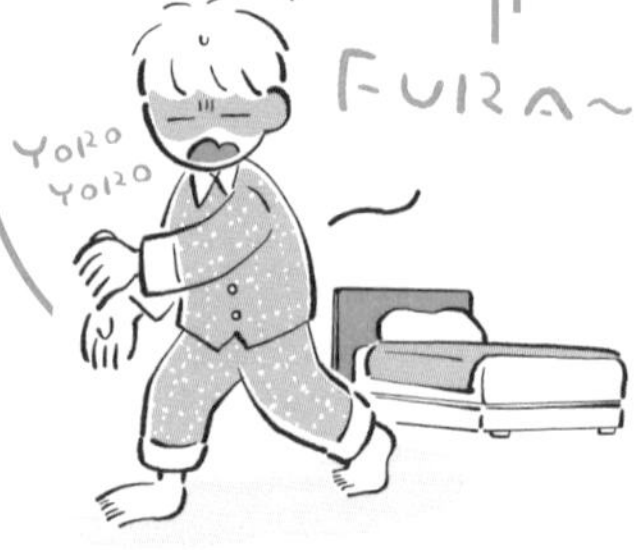

とで、自律神経のバランスが崩れやすくなるのです。そのため、ベッドから起きる、立ち上がるなどの姿勢を変えた時に体や脳への血流が低下し、心拍数が過剰に増え、どうしても起床できないということになります。また、もう一つの原因として**勉強や受験のプレッシャー、習い事の比重が大きくなるなど環境の変化がストレスにつながることも考えられます。**

起立性調節障害の特徴として、朝はだるさや頭痛、立ちくらみなどがあるのですが、お昼を過ぎる頃にはそれらの症状は徐々に改善してきます。そのため、子どもが起床できずに学校を休むことが続くと（怠けではないのはわかっていても）ついしかりたくなってしまいます。中学受験をはじめとするさまざまなプレッシャーは子どもだけでなく親にも同様にのしかかっていますから、その気持ちはよくわかります。でも、ここはグッと堪えて「子どもも起きられず、勉強についていけなくなることに不安を抱えている」ということを理解してあげて、病院で診断と治療を受けましょう。

日常的なサポートとしては、**水分を1日2ℓ程度とる**ように促すことが大切です。

体を巡る血液量を増やすため、水分不足にならないように意識しましょう。ただ、水分をとることで血中の塩分濃度が低くなるため、塩分の調整も必要です。1日3食食べていれば、1日に必要な量の塩分は摂取できますが、起立性調整障害の子は朝起きられないため朝食を抜く傾向があります。一食分抜くことで、その分の塩分が少なくなるので気をつけましょう。

また、登校できないと子どもが自分の部屋にこもりがちになります。そうするとベッドに横になる時間が増えてしまい、体が重力に抵抗する時間が少なくなり、自律神経の働きが鈍くなります。**リビングを子どもが入りやすい雰囲気にしてあげる**ことで、部屋から出て体を動かすきっかけになります。ほかにも、体が動くようになった午後にお散歩に一緒に行けば、夜の入眠もスムーズになり、睡眠サイクルが整い始めて症状が改善してくるはずです。

もう一つ、**起きることができない原因に「鼻炎」があります。**これは私のクライアントの体験なのですが、お子さんの睡眠時間は足りているのに、どうしても朝起きることができず、日中も学校で眠ってしまい先生に注意されることも頻繁にあったそうです。子どもは塾を終えてから夕食・勉強を済ませて22時をめどに就寝。朝は7時に無理やり起こしているといいます。9時間眠れているので高学年の睡眠時間の推奨範囲内ですが、それでも強い眠気に襲われるということでした。そこでお子さんが寝ている時の様子を尋ねると**「毎晩のようにいびきがひどい」**ということがわかりました。さらに話を聞くと、どうやらお子さんにはアレルギー性鼻炎があるということで、これが睡眠を阻害していることが判明しました。

近年子どものアレルギー性鼻炎の有病率は増加傾向です。そして、この鼻炎のせいで空気の通り道である鼻の穴が狭くなり、十分な呼吸ができないため口を開けて呼吸をします。そして口を開けると、舌がのどの奥に落ちてしまい、それがいびきや無呼吸を引き起こすため、**睡眠時間は十分なのに、質の良い睡眠がとれず眠気に襲われてしまうのです。**また、**歯並びや現代の子どもたちに多い下顎の形成不全といった歯科口腔外科的な問題も睡眠リズムに大きく影響を与えます。**どうしても起きられないという背景には、治療が必要なものもあるかもしれないということを覚えておいてください。

きょうだい間の寝る時間のズレはベッドが解決

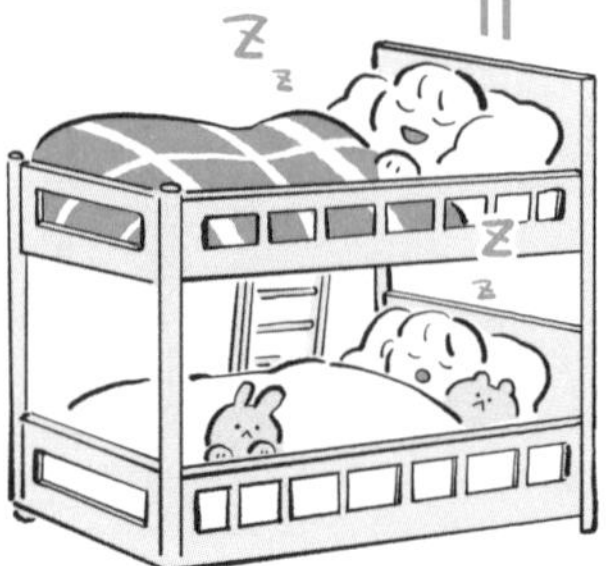

受験や勉強、スポーツに打ち込む時に、きょうだいがいると睡眠時間をそろえられないのが悩みという声もよく聞きます。上の子の塾のスケジュールに合わせると下の子の睡眠が削られることになります。また、先に寝ていたとしても上の子が帰宅後にごはんを食べたりニュースを見たりしていると、音や光が気になって睡眠途中で目覚めてしまうこともあるかもしれませんね。

きょうだいがいる場合は**それぞれの寝る場所を作り、ひとり寝ができるようにしてあげることが大切です。**自分の寝床があると自分の匂いもしますし、そこにぬいぐるみなどを置くことで安心して眠れます。そうすると上の子の帰宅後の物音や光で途中覚醒しても、もう一度自分で眠れるようになります。また、親がお迎えで出てしまっても、ほかの家族と一緒にお留守番をしながらひとりで寝られます。

しかし、どうしても塾や練習のお迎え時に下の子の面倒を見てくれる人がいない場合は、**時には上の子と同じ就寝時間に寝かせてもいいでしょう。**下の子は上の子より起きる時間が遅い場合もありますし、お昼寝の時間をとって睡眠時間を調整することもできるからです。ただし**下の子が赤ちゃんや乳幼児の場合、睡眠は特に大切なので、保育園を延長して面倒を見てもらうことも考えてもいいかもしれません。**

一方、子どもたちの睡眠や生活リズムを重視しすぎるあまり、親の負担が増えるとストレスがたまることとも。すると今度は大人に睡眠障害が出る可能性もあり、睡眠不足でイライラして子どもに無駄に怒ったり、仕事にも支障が出たりといいことはありません。中学受験の勉強の間だけ下の子どもの就寝時間が少々ズレる時があっても一生影響があるわけではありません。「ダメな親だ」と考えることなく、家族がみんな健康で笑って過ごせることをまずは大切にしましょう。

睡眠負債の借金返済には土曜日の朝を使ってみる

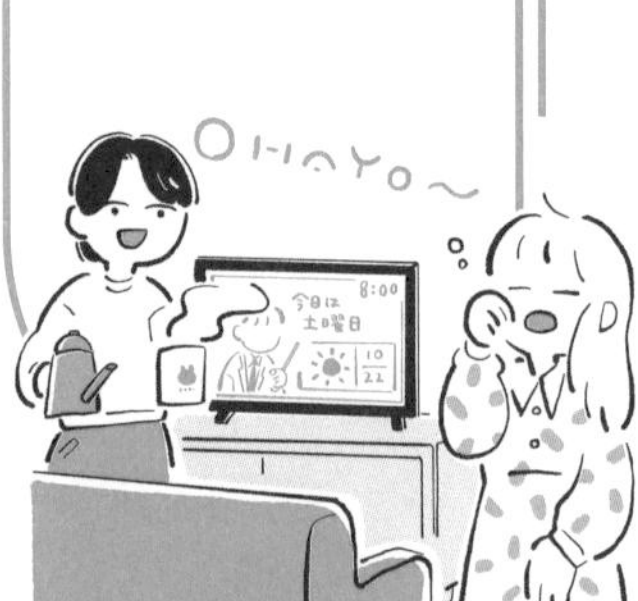

子どもが疲れているようなら、週末や祝日の朝くらいゆっくり寝かせてあげたいですよね。でも前述した通り、日頃の睡眠不足でたまった睡眠負債は1～2日の長い睡眠では回復しません。これは睡眠貯金（寝だめ）ではなく、睡眠負債の借金を返済しているだけ。つまり、平日の睡眠不足を補っているだけです。

ただ、週末しかゆっくり睡眠をとれないなら、何もしないよりは少しでも眠る方がいいでしょう。その際に気をつけてほしいのが「睡眠時間」と「睡眠する曜日」です。第2章でソーシャル・ジェットラグについて説明をしましたが、眠る時間がたっぷりとれるからと、土日の両日ともゆっくり眠らせてしまうと、体内時計が狂ってしまい、月曜日の朝に起きるのが辛くなります。

週末にゆっくり眠るのであれば「土曜日の朝、1時間程度」がおすすめ。土曜日の朝ならばゆっくり眠っても、日曜日に調整が可能です。また体内時計は、大体24時間プラス10分くらいで動いているので、起床時間の差が2時間以内であれば、無理なく調整できます。子どもの場合は調整に時間がかかることを考えると寝坊は1時間程度がベターです。また、**週末は家族みんなで少し早寝**をするのをおすすめします。親子で週末は早く寝る習慣をつけることで、睡眠負債の帳尻合わせをしつつ、早寝をする親を見ることで、睡眠の大切さを子どもにわかってもらえるはずです。

一方で、スポーツチームに入っている子は週末に早起きをして遠征試合に行くことも多く、朝練で早起きをすることもあって、なかなか土曜日にゆっくり朝寝坊をすることは叶わないかもしれませんね。そういう時はお昼寝を上手に使いましょう。特に運動をしていると体の疲労もたまっているので、**土日それぞれ20分程度のお昼寝をすると、睡眠のリズムを崩さずに疲労回復と睡眠不足の解消ができます。**

6年生の夏休みは
ねむりを誘う部屋を用意

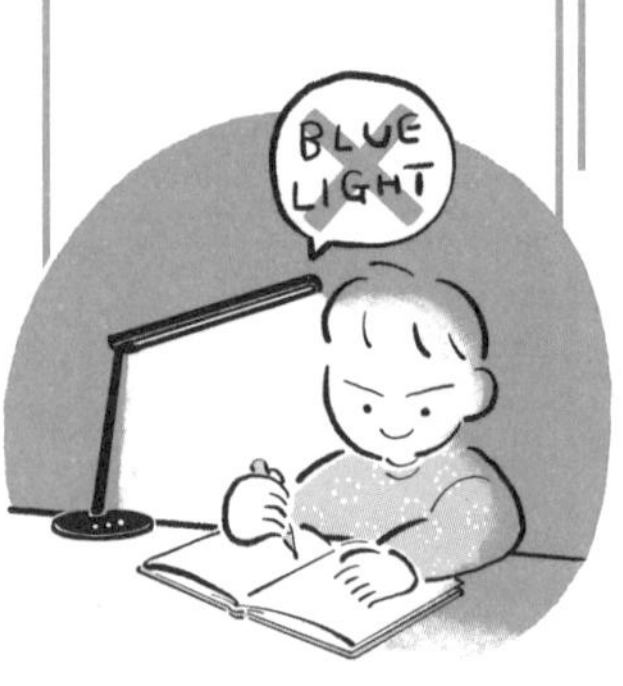

中学受験生にとって、6年生の夏休みはまとまった勉強時間がとれる貴重なタイミングです。また、運動を頑張る子どもにとっても、小学生として参加できる最後の大事な試合などを控え、厳しい暑さの中で必死に練習に励んでいるはずです。この大切な時期に生活リズムを崩さず、良い睡眠を与えてあげることで、冬まで元気にラストスパートを駆け抜けることができます。そのためにも、もう一度子どもの様子を見ながら寝る部屋の環境を整えて、より良い睡眠がとれるようにしてほしいと思います。

勉強部屋と睡眠部屋を分ける

最後の夏休みだからこそ、塾では合否判定のテストや、志望校別のオプション講座などが頻繁に行われ、そのテスト結果や長時間の勉強に子どもたちはストレスを受けている可能性があります。また、お友達同士の会話などで「合否」の言葉が飛び交い、心配性な子はなかなか寝付けないという状態に陥る場合があります。

子どもがよく眠れていない、不安そうな声を漏らしている……そんな様子がうかがえるようなら、思い切って寝る部屋と勉強をする部屋を分けてください。寝る時だけはストレスを感じず、脳と体の回復と休息の時間にしてほしいのです。でも、もしベッドの隣に勉強机があって、そこにテキストなどが並んでいたらどうでしょう。「今日はあれができなかった」など思い悩んでしまい、場合によっては睡眠時間を削って勉強を再開してしまう子もいるかもしれません。

勉強部屋と寝室を分けることが厳しいようなら、机やテキストが見えないように黒い布をかぶせるなど工夫をしてあげましょう。

デスクライトをブルーライトカットタイプに

スマホやテレビなどがブルーライトを出しているということはお話をしましたが（P79）、実は**子どもの机にあるデスクライトにもブルーライトを発しているものがあります。**スマホなどは夜は見ないように管理するとして、良かれと思ってつけているデスクライトのせいで寝る直前までブルーライトを浴びていることになります。勉強中はデスクライトからの光に加え、参考書やノートの白い部分がブルーライトを反射して、それも目に入ってくるので、さらに影響が強くなります。

ブルーライトカットのデスクライトは、安価で購入することができます。寝る前のブルーライトを排除してスムーズに入眠できるように、デスクライトを替えてもいいかもしれませんね。

子ども部屋の照明は切り替え式に

寝る前に部屋全体の明かりを暗くすると自然と体が睡眠モードになっていくことはお伝えしました（P74）。ただ、子どもの寝室が勉強部屋を兼ねている場合、勉強に向いている「昼白色」の光は睡眠前には明るすぎます。

子ども部屋の照明が**睡眠にぴったりの明るさの「電球色」と、勉強用の「昼白色」に切り替えができるものだと便利です。**勉強を終えて、寝る準備をする時には「昼白色」から「電球色」に変えることで、子どもの脳が「そろそろ寝る時間だな」と認識をして、リラックスした状態で入眠できるはずです。

太陽を味方にしてストレスフリー

なかなか目覚めない子どもを起こすのもストレスですが、眠たいのに無理やり起こされる子どももストレスを感じています。特に中学受験をする子どもたちは夏休みの間、1日平均7時間、多い時は10時間程度勉強すると言われています。また、運動をしている子どもたちも暑い中で長時間活動をして体力の消耗が激しいので、寝ることは彼らにとって至福の時間で、朝寝坊ができる夏休みは最高にうれしいはず。でも、ここで朝ゆっくり寝てしまうと体内時計のリズムが狂ってしまいます。

なるべく自然に近い形で、ストレスなく起こすためには「夏の太陽光」を利用するといいでしょう。夏は太陽が昇るのが早いため、朝起きる時間の前からかなり明るい状態です。子どもが寝ている時間は光に妨害されないように遮光カーテンで光をしっかり遮り、起床時間の少し前からカーテンを開けてあげましょう。自然光を入れることで無理やり目覚ましのアラーム音や親に起こされるのとは違い、自然に目覚め、スッキリ起きられます。

親子で毎朝バトルが起きているようなら、夏休みの期間に自然光を味方にして、上手に朝型にシフトする準備をしてみてはどうでしょうか。

なお、冬になると寒くなり布団から出るのが辛くなるのに加え、太陽が昇るのが遅くなるのでせっかく朝型にしたにもかかわらず、朝起きるのが遅くなる場合もあるでしょう。そんな時には「光目覚まし」の利用も効果的です。起床時間の少し前から目覚まし時計に搭載されているライトが徐々に光り始め、起床時間には太陽光と同程度の明るい光を照らしてくれるものです。夏の太陽の光のように自然に目覚めるサポートをしてくれます。

家族で思い切ってテレビなし生活

子ども部屋ではありませんが、**テレビという存在を排除する**のも質の良い睡眠にはいいと思います。学校がないとどうしても時間にルーズになってしまい、塾から帰宅後、ごはんを食べながらだらだらとテレビを見てしまうこともありますよね。テレビは子どもの勉強時間と睡眠時間を奪う大きな原因です。受験期間だけでもテレビなし生活を送ってみてはいかがですか？　テレビに大きな布をかぶせて、その存在を消してしまえば、そのうちテレビがないことに慣れてくるはずです。

どうしてもテレビが見たい、小さいきょうだいがテレビを見たがるということであれば、寝る1時間前には必ず見るのをやめさせてください。夏休みを返上して頑張っている子どもたちを応援するためにも、ブルーライトの影響や、刺激のあるコンテンツなど、睡眠によくない要素が詰まったテレビをせめて受験が終わるタイミングまでやめることを、家族で一度話してみましょう。

本番前の不安を取り除く安眠ベッドの作り方

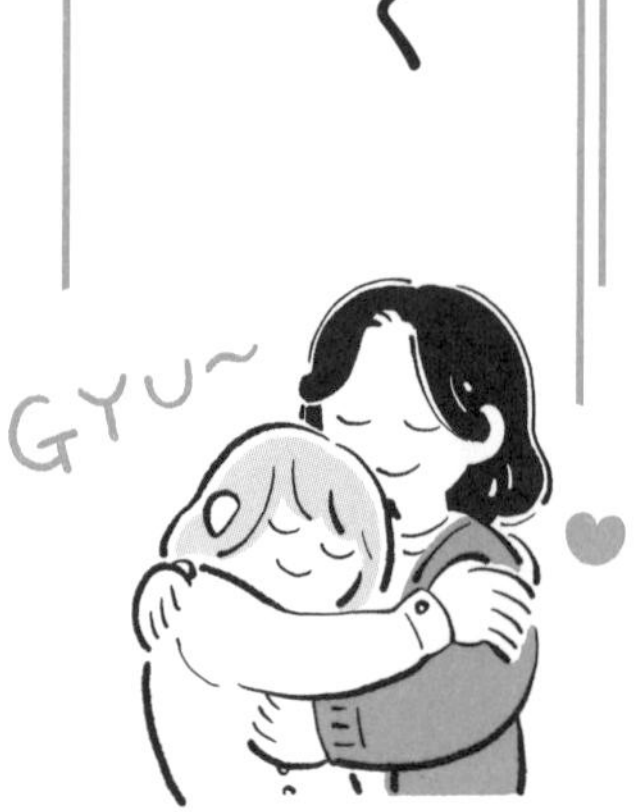

入試や大きな大会が近づくと、つい寝る前にあれこれと考えてしまい、お子さんがなかなか寝付けないということもよく聞きます。子どもが緊張を感じても安心して眠ることができるように、いくつかベッド周りでできる工夫をお伝えします。

重い布団で安心感アップ

アメリカではウェイテッド・ブランケットといって重みのある毛布が売られています。ブランケットの重みが適度に体に圧力をかけることで、寝ている人が包み込まれているような感覚になり、安心感や幸福感を感じることで快眠できるものです。日本でも量販店で「重い毛布」として販売されています。重みによる安心感のほか、重い毛布は布団がまくれにくく、保温性も保てるので冬にはおすすめです。

ただ体の小さな子どもの場合、あまり重いと寝返りが打ちにくくなり、逆に寝苦しさを引き起こすこともあるので注意しましょう。

足が冷えるならカイロを活用

受験期は運動不足になることで、筋力の低下や血の巡りが悪くなり手足などの末端が冷える子どもも多いようです。夜寝る時に室温や湿度はちょうどよくても、足先が冷えるようなら、電子レンジで温めて繰り返し使えるカイロなどを布団に入れるといいでしょう。この時、冷えるからといって靴下を穿くのはＮＧです。深部体温が下がると眠りに落ちるという仕組みを説明しましたが（Ｐ89）、この深部体温を下げるために放熱をしているのが足の裏です。靴下を穿いてしまうと上手に放熱ができず、寝付けない原因になってしまいます。

アロマやメディテーションを活用

ラベンダーやカモミールはリラックス効果があり、睡眠を促す効果があるアロマです。勉強でたかぶった神経を鎮めるために、**眠りにつく前に部屋や枕、布団にアロマスプレーをひと吹きすることをルーティンにしてみてはどうでしょう。**アロマの香りがしたら「勉強は終わって眠りの時間」というように自然に切り替えができ、安眠できるはずです。

また、寝る前にメディテーション（瞑想／余計なことを考えず心を鎮める）をすることもおすすめです。一日に何時間も勉強をして、試行錯誤した子どもの脳はたくさんの情報が詰め込まれています。オーバーヒート気味だった脳を、いきなりクールダウンして睡眠にスイッチするのが難しい場合もあります。そんな時に、あえて何も考えず、ぼーっとする時間を設けるにはメディテーションはピッタリです。

音楽配信サービスを検索すると、心地よい音楽とともに睡眠に誘うメディテーションなどを見つけることができます。子どもが一人で行うのが難しい場合は、**眠りにつく前に親子で横になり、音楽を聴きながらぼーっとリラックスする時間を作って**

みるのもいいかもしれません。なかなかゆっくりすることができない時期だからこそ、親子の貴重なコミュニケーションの時間になるはずです。

寝る前の8秒のハグ

大人でもここまでできないと思うほど、必死に勉強をしている子どもたち。そんな姿を見るとすっかり心も体も大きくなったように感じますが、6年生とはいえまだたったの12歳。つい最近まで親子で読み聞かせをしながら、親の肌の温もりを感じて眠りについていたことを考えると、まだまだハグが必要な年齢です。

8秒程度のハグをすると幸せホルモンといわれるオキシトシンが分泌されます。このオキシトシンはストレスを鎮めるほか、睡眠の量や質を改善する効果もあります。寝る前に「おやすみのギュ！」をするのは愛情を伝える上でも、ぐっすり眠るためにもおすすめです。とはいえ、思春期の男の子だと「やだー！」と避けることもあるでしょう。そんな時は**頭をポンポンと撫でてあげるだけでも十分同じ効果が望めます。**寝る前に感じる親の愛情ほど安眠できる薬はないでしょう。

「どうしても」の時は小児科に助けてもらおう

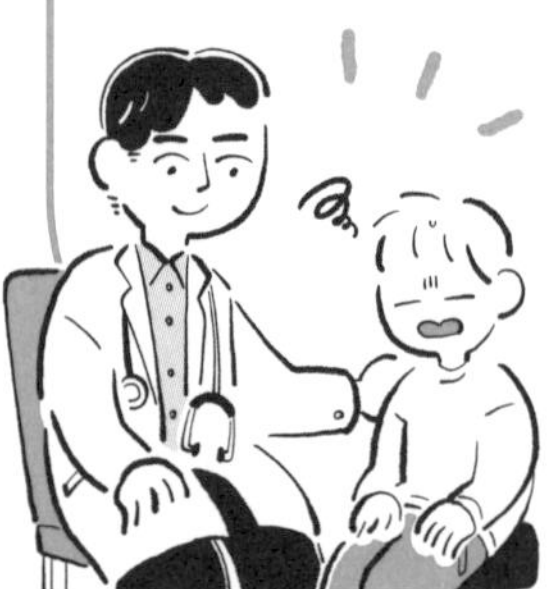

極度の緊張やストレスが続くことで、子どもによってはどうしても寝付けなくなるなど睡眠障害が起きる場合もあります。そんな時はぜひかかりつけの小児科を頼ってください。日本では小児科で「子どもがストレスで眠れない」という相談をする習慣はあまりないようです。また、直接言われなくても「子どもにプレッシャーをかけすぎだ」と周囲から責められているような気持ちになるので、学校やママ友に相談できないという声も聞きます。

アメリカでは睡眠トラブルがあった時には、**子どもがより良い生活を送るための**

前向きな選択として小児科に相談をするほか、学校のカウンセラーなどにも状況を説明し、学校での活動をサポートしてもらいます。また薬局で子ども用のメラトニンのサプリが販売されているので、それを飲ませることもあります。

睡眠環境を整えても子どもが眠れない場合、または朝起きることができない、日中イライラしたり居眠りが続くなど、睡眠障害が疑われるようであれば、まず小児科に相談をしましょう。そこで解決ができない場合は、小児心療内科や小児精神科を紹介してもらえるはずです。そこで専門的な検査をすることで、精神的なものから起きているのか、睡眠時無呼吸症候群や鼻炎などから引き起こされるものなのか、もしくは発達障害から発症する睡眠障害なのかなど、原因がわかるはずです。また、睡眠不足からうつ病が引き起こされている場合にも、その子の体調に合わせて適切な治療や薬を処方してくれます。

子どもの心に関わる問題が起きると、最初は病院にかかることがためらわれるかもしれません。でも、「よく眠れない」という相談でも小児科の先生は子どもの心に寄り添って話を聞いてくれます。心配であれば病院をたずねてみましょう。

朝スムーズに起きられるのは意志ではなく「遺伝子」のせい

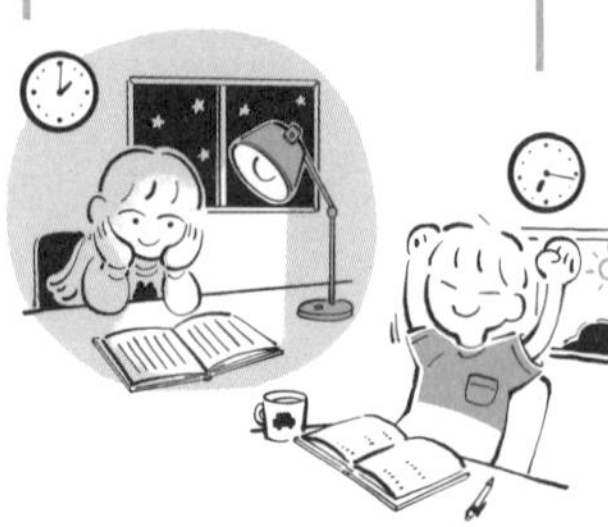

中学入試では午前中の試験も多く、スポーツの試合でも早朝集合&朝試合開始というパターンが見受けられます。そのタイミングでベストな体調と能力に持っていくために、夏休みに入ると「朝型生活を意識して」と先生やコーチから言われることもあるでしょう。ただ、**人は生まれつき「朝型」「夜型」というのが遺伝子の活性度レベルで傾向が決まっていて、生まれつき朝が苦手な子もいるのです。**

もちろんすべてが遺伝子で決まるわけではありませんが、2019年に発表された論文によると、人間には体内時計の働きを担う351種の遺伝子があり、その人が朝型か夜型かという傾向は各遺伝子の活性度により決まっているという研究結果が提出されました。そして約3人に1人は夜型の傾向があるということもわかりました。

ですから「どんなに睡眠の環境を整えても、朝なかなか起きてこない」というのは遺伝子の影響もあるのです。毎朝「早く起きなさい！」と小言を言い続けるのに疲れている方もいることでしょう。でも、「うちの子が朝が苦手なのは持って生まれた性質のせい」と思えば少しは親御さんのストレスも減るかもしれませんね。

とはいえ、この研究では遺伝子の活性度で朝に強い／夜に強いという傾向があるということがわかっただけで、環境による影響は考慮されていません。同じ親の遺伝子を持つきょうだいでも、「上の子は早起きなのに下の子はいつまでもぐずぐず寝ている」ということもありますよね。つまり、朝に強いかどうかは一人ひとりの気質や体質、また家庭環境によるところが大きいのです。ですから、遺伝子の影響はあっても、睡眠環境を整えてあげることで子どもを朝型のリズムに変えることは可能なのです。これから詳しく、朝型へシフトしていく方法をお伝えします。

朝型生活に変えるには夏休みから少しずつ！

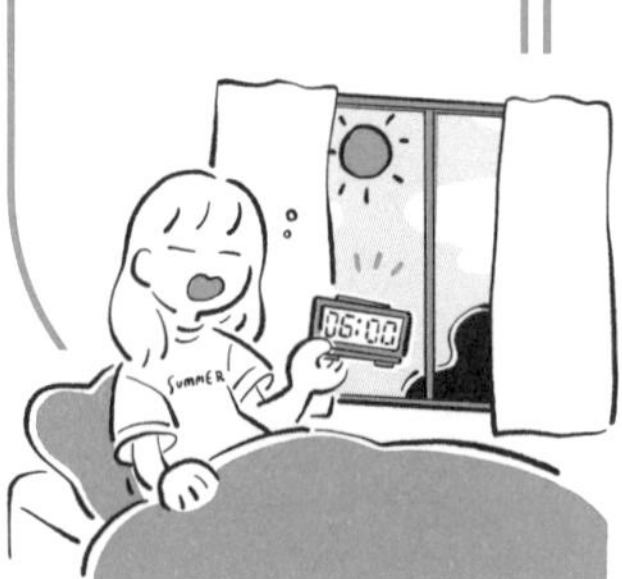

前述したように遺伝子によって朝型・夜型の傾向があるとしても、実際の入試や試合は午前中が多いもの。だからこそ、特に中学受験を考えているご家庭は本番の半年前となる**夏休みから、徐々に朝型の生活スタイルに移行し、入試本番の時間にピークを持っていけるリズムを作っていくとよいでしょう。**塾によっては入試を目前に控えたお正月明けの1月から「1ヶ月かけて朝型に移行しよう」とアドバイスがあるかもしれません。でも、1ヶ月では体が対応しきれない可能性もあります。

試験の時にしっかり頭も体も目覚めて、ベストな状態で臨むには、試験開始時間の3時間前には起きていないといけません。入試が9時から始まるのであれば、「6時には起きている習慣」が必要になるのです。

これまで7時30分に起きていた子であれば、1時間半前に起きる練習が必要です。しかしこれを1月からの1ヶ月間で変えるのはなかなか大変です。なぜかというと、**冬は太陽が昇るのが遅い**ことが関係しています。1月の日の出の時間は関東地方は6時50分頃です。起きなければいけない6時の時点ではまだ**外は真っ暗なので朝日を浴びることができず、脳がなかなか朝と認識してくれず、起きるのが困難になります。**一方、8月の関東地方の日の出は5時頃で、目指す起床時間の6時にはすっかり太陽も昇り、カーテンを開ければ朝日をしっかり浴びることができます。夏休みが始まってから1週間に約10分ずつ早寝早起きをする練習をすれば、夏休みが終わる頃には6時頃にしっかり目覚めるリズムになっているはずです。

入試の1ヶ月前は朝型に生活リズムを変えることにエネルギーを使うより、追い込み時期だからこそ勉強に集中させてあげたいですよね。だからこそ**無理なく自然に体が目覚める夏の間に朝型に移行させてあげましょう。**

小学校最後の夏休みなのに遅寝＆昼間ウトウト……！

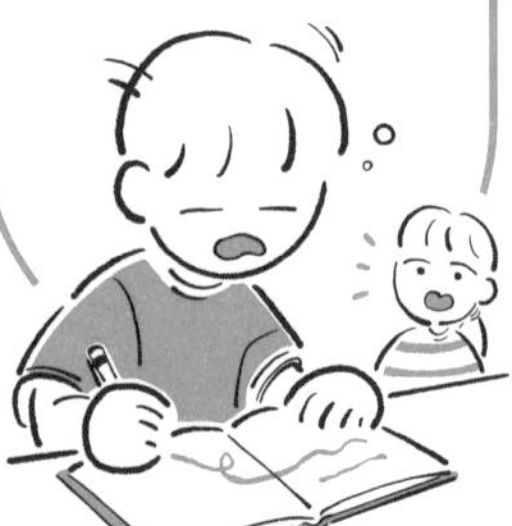

勉強でもスポーツの練習でも打ち込める時間が長いからこそ、やる気に満ちた様子で最後の夏休みのスタートダッシュを切るお子さんもいることでしょう。でも、1～2週間も過ぎた頃、気がつけば朝はなかなか起きてこないし、昼間もウトウトと机で船を漕いでいる……という状態になっていることも。子どもたちのやる気とは裏腹に、長期の休みでは生活と睡眠リズムが狂ってしまいがちです。夏休みだからこその落とし穴と対策を一つずつご紹介いたします。

原因①早起き&遅寝になっている

子どもに早起きするよう促しているご家庭は多いでしょうが、肝心の就寝時間はどうでしょう？　夏休みは塾の宿題の量が多く、自宅で勉強をする時間も長くなります。そのため、早く寝ようと思ってはいるものの、勉強が終わらず気がつけばいつも通りの就寝時間になっていた、ということがあるようです。**1時間早く起きたのに、これまでと変わらない時間に寝ていたら、結局トータルの睡眠時間は1時間マイナスです。**早く起きた時間の分だけ、就寝時間も早めるように親が声をかけてあげましょう。1日の睡眠時間は減らさないことが大切です。

原因②寒暖差による自律神経の乱れ

家の中や塾の教室はクーラーで涼しいのに、一歩外に出れば気温35℃超えの猛暑。この**寒暖差が子どもの自律神経を乱し、睡眠にも影響が及ぶことがあります。**人間の体は自律神経を使って体温調整をします。夏の暑さに対応するためには、汗をかいて体の熱を放熱し、血管を拡張させて体温を下げようとします。逆にクーラーの効いたところでは、体内の熱を逃がしすぎないように血管を収縮させて体温を上げようとします。暑い&寒いに対応して何度も働くことで自律神経に大きな負担がかかり、乱れにつながってしまうのです。

自律神経には「交感神経」と「副交感神経」があり、寝る時には副交感神経が優位になり、体をリラックスさせる働きがあります。しかし自律神経が乱れることで交感神経と副交感神経のバランスが崩れ、夜にもかかわらず脳が興奮した交感神経がたかぶった状態がキープされてしまうこともあります。するとなかなか眠れず、結局、昼間にウトウトしてしまうということになるのです。

これを防ぐために、**子どもが塾へ行く時は、必ず上着を持たせてあげましょう。**また、外は暑いので半ズボンやスカートで過ごすことが多いでしょうが、長時間塾で過ごしていると下半身も冷えてきます。塾へ行く日はなるべく長ズボン、もしくはスカートの下にスパッツなどを穿かせてあげて、上手に体温調節ができるようにしてあげてください。

原因③冷たいもののとりすぎ

うだるような暑さだと、冷たいアイスや飲み物を口にすることも多くなりますが、実は冷たいもののとりすぎも体を冷やして自律神経を乱してしまいます。

夏休みは塾にいる時間が長くなるので、お弁当を持って行くことになります。ただ、食事の時間は15～20分とそれほど長くないので、おにぎりなど食べやすさを重視したお弁当を持参するご家庭が多いようです。ここで、**クーラーで冷えた体を温めるため、保温ジャーに温かいスープや味噌汁を入れて用意してあげるのはどうでしょうか。**体の中から温まるのはもちろん、温かい食べ物は気持ちをホッとさせてくれます。

夏空の下でスポーツに励んでいる子には、熱中症予防に水分・塩分が必要です。ただ、練習の前後などで冷たいものを飲みすぎたりすると、胃腸が冷え、自律神経が乱れることになります。可能な限り常温で水分補給をすると良いでしょう。

不安な気持ちと睡眠不足はスキマ運動で解消

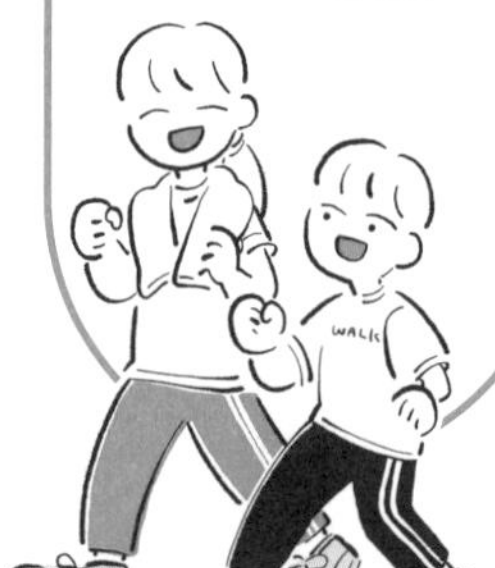

夏休みに塾に行く日は、朝の9時から17時頃まで夏期講習を受け、帰宅後、また勉強をするというのがスタンダードなスケジュールでしょう。しかし、ここで心配されるのが運動不足です。

一生の中でもっとも運動神経が発達し、運動能力も急速に向上する時期である10歳から12歳は「ゴールデンエイジ」とも呼ばれ、この時期に体を動かすことは体の基礎を作る上でも大切だと言われています。しかし、中学受験の勉強が本格化するタイミングがまさにこのゴールデンエイジとかぶるので、受験生は運動不足が危惧されることが多いのです。

運動不足は睡眠にも影響を及ぼします。筑波大学は、**運動を行うことで質の良い睡眠がとれ、短時間で効率よく眠れる**という研究結果を発表しました。夜になると自然と眠くなる「睡眠欲求」と、朝になると目覚める「覚醒力」のバランスから睡眠のリズムは生まれています。ですから、学校や塾へ通ったり友達と外で遊んだり、と日中体を動かすことで体は夜になると睡眠を欲するようになるのです。また**運動することで、眠りに落ちて最初に来る成長ホルモンを多く分泌する大切なノンレム睡眠の時に、より深く安定した睡眠がとれる**ことも確認されました。

では適度な運動とは、どれくらいのものを指すのでしょう。同じ研究の報告には「最大酸素摂取の60%の強度の運動」を1時間程度することが良いとされていて、これはウォーキングなどの有酸素運動にあたります。塾の行き帰りや、家庭で勉強をしている時の休憩時間に太陽の光を浴びながら散歩をするのがおすすめです。

そしてもう一つ、「座りっぱなし」という運動不足にも気をつけてほしいと思います。長時間座っている人は寿命が短い、という話を聞いたことがある人もいるでしょう。実際、「座る時間が1日に11時間以上の人は、4時間未満の人より死亡リスクが約40％高くなる」という研究結果が2012年にシドニー大学のオーウェン博士によって発表されました。立ったり歩いたりしていると足の筋肉が動き代謝が盛んに行われます。しかし、座りっぱなしでは筋肉が動かされないため、代謝が低下。また動かないことで、血流も滞ってしまうのです。

座り続けていると、気持ちが塞ぎ込みやすくなるということも起きるそうです。カナダのマクマスター大学の調査で、テストを控えた学生たちを対象に「座りっぱなし」と「中強度の運動を週3回」「高強度の運動を週3回」のグループに分けて6週間実験を行いました。その結果、座りっぱなしの学生は不安が強く、うつの傾向も見られたそうです。これらの実験は大人や大学生を対象に行われたもので、小学生が実験と同じ結果になるとは言えないかもしれません。ただ、少なくとも同じようなリスクを抱える可能性はあると思うのです。

運動不足になるとよく眠れない。そして、質の悪い睡眠が睡眠不足を引き起こし、さらに睡眠不足は不安を促し、不安がさらに睡眠不足を引き起こす……そんな悪循環にならないように、子どもが「頑張りすぎているな」「イライラしているな」「生あくびが出ているな」と感じたら一緒に散歩などしてみるのはいかがでしょうか。

中学受験をする子は、高学年になるとこれまで習っていたスポーツの習い事をやめるケースも多いでしょう。例えば野球をやっていた子なら、たまにバッティングセンターで思い切りバットを振るのもおすすめ。日頃のストレスも解消できて、その日の夜はぐっすり眠ることができるはずです。

一方、スポーツを頑張る子どもたちは「夜練」に注意。夜寝る前の1時間前後で激しい運動をすると、運動中に分泌されるストレスホルモンのコルチゾールが、メラトニンの分泌を抑制して質の良い睡眠がとれないという研究発表があります。ただ、寝る3時間以上前なら激しい運動は睡眠に悪影響はないことも示されているので、運動をする時間と就寝時間のバランスを整えるようにしましょう。

中学受験の本番前は良い睡眠で免疫力を上げる

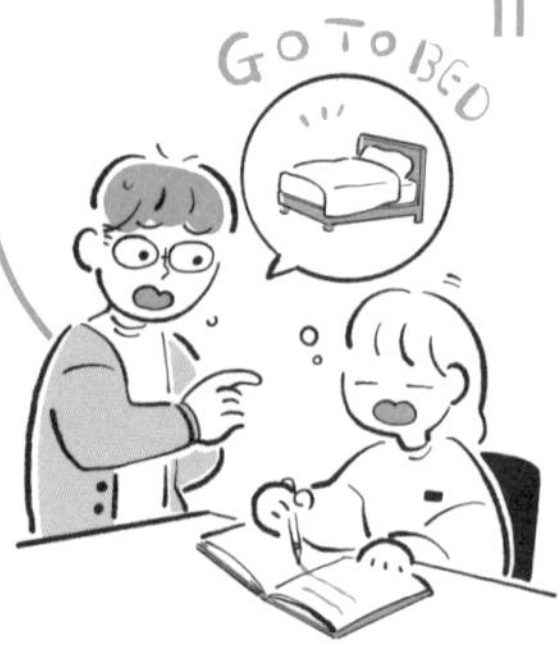

中学受験をする子たちの2学期は、志望校合格に向けて過去問演習の繰り返しや、合否判定テストなど追い込みの時期となります。時間的にも精神的にも厳しい時期ですが、夏休みにシフトした朝型生活から夜型生活にならないように気をつけましょう。夜、できない問題に悩みながら取り組むより、暗記系の問題を眺めてから寝てしまい、朝すっきりした頭で昨晩できなかったことに取り組む方が効率的です。

そして、2学期が終わるといよいよ本番1ヶ月前。冬休みからそのまま学校をお休みして、十分な学習時間の中でラストスパートをかけていくパターンが多いようです。勉強ともう一つ、この期間に大切なのはインフルエンザなどの感染リスクを下げることです。この体調管理は親の一番大きな仕事といえるでしょう。

家族全員が手洗いうがいをするのはもちろん、予防接種を受けることが大切です。また、医療機関によっては、子どもの身近なところでインフルエンザを発症した人が出た場合に服用できる「抗インフルエンザ薬予防投与」（インフルエンザ患者との接触から48時間以内〈リレンザは36時間〉に抗インフルエンザ薬を投与することで感染を予防するもの。ただし、１００％感染が防げるものではなく、自費扱いとなります）の取り扱いを実施している病院もあります。念には念を入れたい方は、調べるのもいいかもしれません。

しかし、なにより大切なのは睡眠です。**睡眠不足の人は感染症にかかりやすい**という報告があります。カリフォルニア大学サンフランシスコ校のプレイザー博士は健康な人に風邪のウイルスを鼻から注入し、彼らを5日間モニターしました。そして、睡眠状態と併せて風邪の症状を調べたところ、睡眠不足の人が風邪をひく確率は、十分に休息をとった人より約4倍も高かったそうです。**平均睡眠時間が6時間**

未満だった人は7時間以上寝る人と比較して風邪にかかる確率が4・2倍。そして睡眠時間が5時間未満の人は4・5倍も感染リスクが高かったのです。また、新型コロナウイルスの場合も、睡眠時間が少ない人は入院・死亡リスクが約1・5〜1・9倍も高かったそうです。

私たちの体にある免疫システムは、ウイルスや細菌から体を守る働きをしています。そしてその免疫系を支える重要な役割を担っているのが睡眠です。つまり、**十分な睡眠時間、質の高い睡眠をとることで、免疫機能がしっかりと働き、感染リスクや重症化リスクを下げられる可能性があるのです。**

冬期講習では、子どもたちも緊張した空気の中、テスト形式の演習で本番に近い状況で勉強を続けます。このタイミングでできないことが発覚すると、子どもは焦ってしまい、挽回しようと遅くまで起きて勉強を続けてしまうこともあるでしょう。そんな時は「今日は寝て、明日もう一度挑戦しよう」とベッドに行くように声をかけ、睡眠時間を確保できるように大人がコントロールをしましょう。厳しい受験勉強をここまで走ってきたお子さんたちは、知識量はもちろん、理解力や精神面も成長しています。これまで本書で伝えてきた「寝ることでより知識は定着する」「寝ることでメンタルが落ち着く」「よく寝ると風邪をひきにくくなる」ということをエビデンスとともに説明をしてあげると、安心して眠ってくれるはずです。なお、不安でなかなか寝付けないなら、「安眠ベッドの作り方」（P122）を参考にして、子どもが安心して眠れる環境をもう一度見直してあげてください。

眠れなくなるのとは逆に、冬休みに入って少し気が抜けてしまい、入試の開始時間に合わせて早起きをしていたのに、朝寝坊をしてしまう子も中にはいるようです。学校と塾の両方頑張って通って、たまっていた疲れを取るためにお休みの最初の数日は寝坊をしてもかまいませんが、それでも20～30分程度に収め、すぐに試験時間の3時間前には起きるリズムに整え直しましょう。1時間も寝坊をしてしまうと、その体内時計のずれを直すには約1日かかるという報告もあります。

ここで睡眠リズムが崩れると立て直すのが大変な上、睡眠の質が低下して、免疫力が下がってしまいます。本番1ヶ月前だからこそ、子どもの生活リズムや勉強への姿勢を崩さないように睡眠をより一層ケアしてあげましょう。

ワクチン接種前後は7時間以上の睡眠をとる

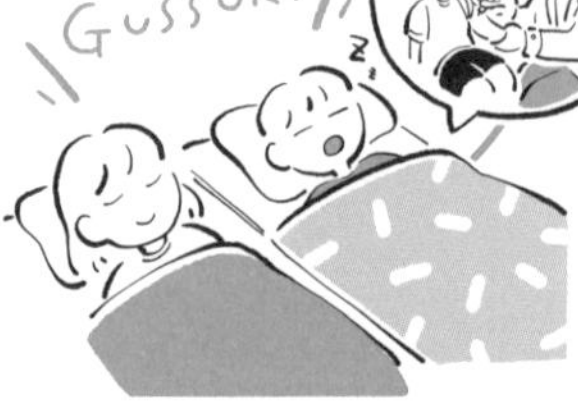

入試前に感染症にかかるのはなんとしても避けたいところ。インフルエンザの予防接種はぜひ受けていただきたいですが、ただワクチンを打つだけでは効果が出にくい場合があるようです。シカゴ大学の研究チームは、1日7・5～8・5時間眠ったグループと、4時間睡眠に制限したグループに分けて、それぞれインフルエンザワクチンにどう反応するかを調べました。すると、4時間睡眠のグループでは、7・5時間以上寝たグループに比べて、ワクチンに反応して作られる抗体が少なく、免疫ができにくかったことがわかりました。「睡眠不足は感染症にかかりやすい」

と発表したブレイザー博士（P141）も、「インフルエンザワクチン接種の前の日の睡眠時間が短いと、接種1～4ヶ月後の抗体産生が少ない」、つまりワクチンの効果が弱くなっていたとレポートしています。

せっかく**ワクチンを接種しても睡眠時間が短ければその効果は薄れてしまい、さらに、ワクチンを打った後だけでなく、打つ数日前から7時間以上の睡眠をとらなければ、せっかくのワクチンの効果が低くなってしまう**のですね。

6～13歳の子どもは9～11時間が推奨睡眠時間なので、7時間以上は寝ているでしょうが、大人は7時間以上睡眠をとれていますか？　仕事や家事に加え、子どもの受験のサポートであまり眠れていないという親御さんも多いかもしれません。経済協力開発機構（OECD）の調査でも、日本人の平均睡眠時間は7時間22分と加盟国中最短で、さらに女性は男性より13分短いということがわかりました。親御さんも受験の心配で眠れない日があるでしょう。でも、今は子どもが感染症にかからないことが大切。やり残した仕事や家事があるかもしれませんが、ワクチン接種前後は、家族全員7時間以上しっかり睡眠をとりましょう。

試験前日はいつもと同じ睡眠リズムを心がける

いよいよ入試本番前夜！　ここまで頑張ってきた成果を十分に発揮できるよう、子どもにはいつも通りの時間にベッドに入って眠ってもらいましょう。今まで生活リズムを整えているので試験前日も質の良い睡眠がとれるはず！　ただ、遠足の前の日のように興奮してしまい眠れなくなるお子さんもいるようです。それではせっかく試験時間に合わせて睡眠リズムを調整してきたのに、調子が狂ってしまいます。午前の試験はなんとか乗り切れても、続けて午後に試験があるならそこで睡魔が襲ってくる可能性もあります。睡眠がしっかりとれなくては、実力を出し切ることがで

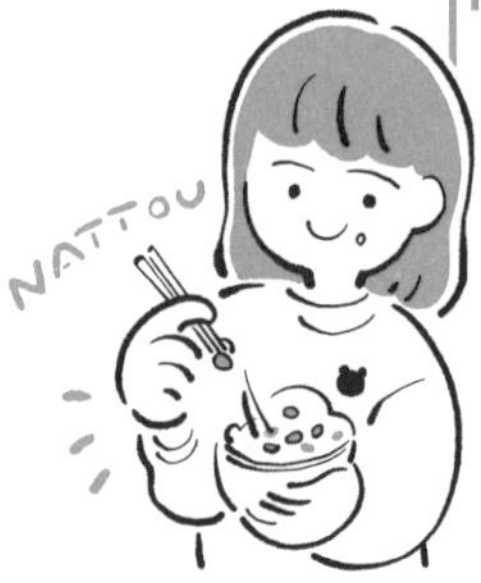

きなくなってしまうのです。ストレスがかかる試験前夜だからこそ、質の良い睡眠がとれて、朝もシャキッと目が覚めるように以下の点に気をつけましょう。

- **寝る90分前に40℃程度のお風呂に10〜15分程度入る**
- **夕食の食事内容と時間に気をつける**
- **朝起きたら太陽の光を浴びる**
- **朝食はトリプトファン**（牛乳・チーズなどの乳製品／豆腐や納豆、味噌、油揚げなどの大豆食品／バナナやナッツ類）**の含まれたものを食べる**（P53）

特別なことはありませんね。これまでお伝えしてきた「質の良い睡眠・睡眠リズムの作り方」の方法をいつもと変わらず行うことが大切。とはいえ、やはりどうしても眠れない……。そんな時は**「眠れなくてもベッドで目を閉じる」**ようにしましょう。脳に入る情報の8割は視覚からといわれています。目を閉じて静かに横になるだけでも脳に伝わる情報の大部分をシャットアウトでき、脳を休ませることができます。目を閉じて、静かに自分の呼吸に意識を向けるだけで十分ですし、そのうちきっと安心して眠れるようになります。

もう一つ詳しくお伝えしたいのが前日の夕食です。糖質は腸を過剰に刺激してしまい、消化にも時間がかかるので、睡眠前にはあまりおすすめできません。

特に食後に「頑張れ!」の意味も込めてデザートなどを用意するかもしれませんが、以下のようなものには注意をしてください。また同様に油分が多いものも消化に時間がかかるので避けた方が良いでしょう。

寝る前にNGな食べ物

- アイスクリーム
- チョコレートなどの甘いお菓子
- 柑橘類(柑橘系の果物に含まれるリモネンと呼ばれる香り成分がリラックス効果を高めてくれる反面、交感神経を刺激する作用も持ち合わせている)
- 揚げ物

また、試験の前日には朝食でおすすめした快眠を誘う食材をとるといいでしょう。

夕食で食べたい物

- 大豆製品（豆腐、納豆、豆乳など）
- 乳製品（牛乳、チーズ、ヨーグルトなど）
- バナナ

これらの食材はトリプトファン（P53）を多く含み、メラトニンを分泌させるので、緊張を免れない前日でも自然と入眠しやすくなります。そして大切なのは試験につきそう親御さんの体調。翌日の試験から数日続けて試験に挑む子どもの体調とメンタルのサポートをしながら、ご自身も心配で夜も眠れない日が続くかもしれません。でも、**子どものこれまでの頑張りを信じて、笑顔で試験会場に送り出せるように、しっかり睡眠をとって体調を整えてください。**

受験後に起きがちな睡眠時間のズレに要注意

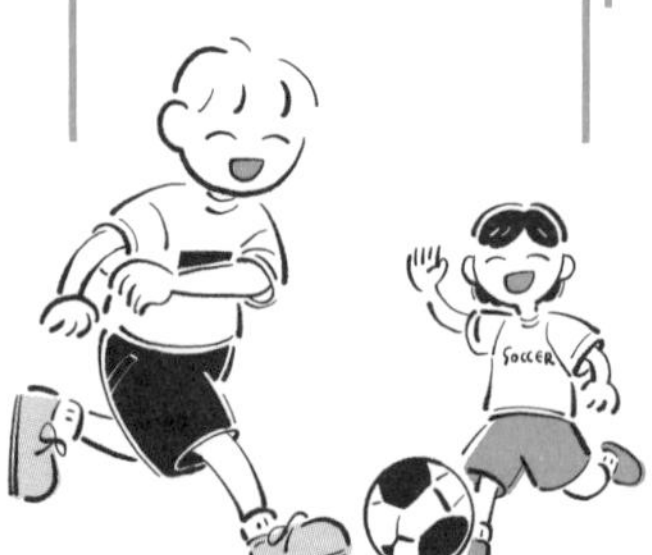

冬休みが明けて少しすればもう中学生です。無事に合格した中学への入学後は授業内容も難しくなり、定期テストも待ち受けています。親としては「小学校の残りの期間は中学に向けて準備と予習をしておかないと！」と気持ちが焦るかもしれませんね。

今までのように時間を惜しんで勉強や運動に必死にならなくとも、後れを取らないように少しでも力をつけておいてほしいというのが親の気持ち。しかし、子どもたちはすっかり気が緩んで、お友達と遊んだり、ゲーム、テレビにスマホを見たりと自由な時間を満喫しているかもしれませんね。そして気がつけば23時以降まで起きている……なんてことに。

入試まで少々無理をしてきたところもあるので、**受験の後は体と脳を休めるためにゆっくり寝て、小学校生活の思い出作りや、自由な時間を楽しませてあげましょう。**ただ、一度生活リズムが崩れると、睡眠がおろそかになり、中学校生活に向けてエンジンがかかりにくくなります。これまで睡眠を確保するために決められた時間までに勉強を終わらせるなど、生活の中にうまく学習習慣が根付いていたはずです。しかし、**睡眠時間がずれることで、一緒に学習習慣も崩れてしまう可能性があります。**

さらに中学校に電車通学をするようなら、起床時間や帰宅時間が大幅に変わることになり、限られた時間の中でいかに勉強やスポーツの時間を捻出して、睡眠も確保していくかという状況になります。中学校に入学する前に、入学後の生活を想定して、親子で確保したい睡眠時間と必要な勉強時間を共有した上で、1日のスケジュールを話し合うといいでしょう。

もっと知りたい！

子どもの睡眠 Q&A

ここでは私が子どもの睡眠に関してよく受ける質問をまとめました。もしかしたらみなさんのお子さんに当てはまることがあるかもしれないので、ぜひチェックしてみてくださいね。

サッカークラブの練習がハードで疲れているのか、毎晩子どもが大きないびきをかいています。放っておいても大丈夫でしょうか？

Q1

A 毎日いびきをかくなら病院へ！

子どもも大人と同じように1日たっぷり体を動かした日は疲労でいびきをかきます。でも、毎日いびきをかくようなら、ほかの原因が潜んでいるかもしれません。

子どものいびきの原因は、扁桃腺・アデノイドの肥大やアレルギー性鼻炎がほとんどです。扁桃腺・アデノイドの肥大により気道が圧迫されいびきをかくほか、アレルギー性鼻炎で鼻づまりを起こし口呼吸になることでいびきをかく場合もあります。いびきや苦しい呼吸が続くことで睡眠がうまくとれず、成長ホルモン分泌量が減少し、低身長・低体重などの影響が出ることもあります。なお、睡眠時の無呼吸やいびきは成長とともに減る傾向にありますが、いびきをかく子どもは学習意欲や落ち着きが低下してしまうという研究報告もあります。

【参考】工藤典代ほか：小児睡眠時無呼吸症候群に対する学校保健の取り組み．口腔・咽頭科22(2)：143-148，2009．

寝ている時に大きな声で泣き叫ぶことがあります。
起きているわけではないのですが、
こちらもびっくりしてしまいます

Q2

A 夜驚症の可能性も。まずは睡眠環境を確認しスケジュール目覚めを試してみて

幼児から小学校低学年あたりまで、場合によっては高学年の頃まで、眠りについた後、夜中にパニックになったように泣き叫ぶお子さんがいます。これは「夜驚症」と言われるもの。子どもが騒ぐ様子に、そばで寝ている親御さんもびっくりすると思いますが、抱きしめてなだめたり、無理やり目を覚まそうとはせず、子どもが泣き叫んでいる時に物にぶつからないように気をつけながら、落ち着くまで見守ってあげましょう。

子どもの夜驚症が毎晩同じパターンで起こる場合は、「スケジュール目覚め」を試してもよいかもしれません。夜驚症が起こる約30分前に子どもを起こし、子どもをトイレに行かせたりして、その後ベッドや布団に戻す手法で、子ども夢遊病と夜驚症に有益な効果をもたらすとされています。

夜驚症の原因は正確にわかっていませんが、子どもの睡眠機能が発達途中のため起きるとされていて、ノンレム睡眠時に昼間のストレスが脳を刺激して一気に覚醒しようとするために起きるのではと考えられています。

基本的には思春期を迎える頃には症状もおさまってくると言われているので、お家で見守っていても良いでしょう。

【参考】Durand 2002; Frank et al 1997

夜寝る時に「静かすぎて怖い」と言います。
音楽を小さく流してもいいでしょうか？

Q3

A ぐっすり安眠ノイズなら一晩中かけていてもOK

赤ちゃんの頃、寝かしつけに「シャー」というテレビやラジオの砂嵐の音をかけたことがある方もいるのではないでしょうか。この音は「ホワイトノイズ（すべての周波数の音が混じった音・P42）」といって、子どもの安眠を助けてくれることで知られています。赤ちゃんの頃は砂嵐の音でもいいかもしれませんが、成長すると逆に気になってしまうかもしれないので、波の音などの自然音を小さく流すのをおすすめします。ひとり寝を始めたばかりでまだ怖いと感じている時や、家の中の生活音などを消してくれる効果もあります。

音楽配信サービスで日本の自然音を集めた「愛波あや監修ぐっすり安眠ノイズ集」というものを配信していますし、検索すればさまざまなノイズ集を見つけられます。音量は50デシベル程度で、寝ている場所から2mほど離れた場所で流しましょう。50デシベルは換気扇が発する音くらいの大きさで、ずっと朝までかけっぱなしで大丈夫。夜中に目覚めても同じ音が流れていることで安心して一人で再入眠できます。

また「ドリームカード」の活用も効果的。好きな柄の紙やカードに、どんな楽しい夢をみたいかを自分で書いて枕の下に置くもので、寝るのが怖いという思いを和らげ、楽しいことを思い描いて寝るので安眠にもつながります。

子ども用の枕は、どんなものが良いか迷います。
おすすめを教えてください！

Q4

A 個人差はありますが、高さのある枕を使い始めるのは8〜10歳くらいからが妥当

赤ちゃんは背中をキュッと丸めてお母さんのお腹の中にいます。その頃の赤ちゃんの背骨は横から見るとC字を描いています。成長に伴って歩き始めるくらいから徐々に湾曲を始め、小学校を卒業する頃には大人と同じようなS字カーブを形成します。枕を使い始めるタイミングは、子どもの背骨がS字カーブを描き始める8〜10歳頃がよいでしょう。

お子さんに合う枕選びのポイントは仰向けに寝て、のどや首筋に圧迫感がなく、後頭部から肩にかけて力が抜けているかどうか。 また、枕に頭を乗せて力を抜いて横向きになった時、顔の中心線が布団と平行になっていることも大切です。スムーズに左右寝返りが打てるかどうか確認をするためにも、手を胸の前でクロスし、ゴロゴロと寝返りを打ってみて、違和感がないことも確かめましょう。

なお、大人であれば通常2年ごとに枕の見直しをすすめています。しかし子どもは半年で大きく体格が変わることも少なくありませんので、成長とともに枕の高さを確認してみてください。

何度も枕を買い替えるのが大変な場合、枕の中の詰め物の量を自分で変えて高さを変えられるものも販売されているので、チェックしてください。

子どもが眠れない時に、使えるサプリメントはありますか？

Q5

A 栄養素由来のサプリが使えるケースもあります

子どもが眠れない時は漢方に頼るのも一つの手です。心身ともに疲れている時は精神を安定させて、眠りを深くする「酸棗仁湯《さんそうにんとう》」。ストレスや怒りなどで「心」が興奮している時には「柴胡加竜骨牡蛎湯《さいこかりゅうこつぼれいとう》」を使うと神経のたかぶりを抑えられます。もともと体が弱くてうまく眠ることができず、いつもだるい、やる気が起きない時には「帰脾湯《きひとう》」を使い胃腸を上部にして寝ることで不安感が和らぎます。簡単な方法では、神経を鎮め、安眠・疲労回復効果もあるあたたかいカモミールティーを飲むのもよいでしょう。ただ、漢方や薬に頼る前に睡眠コンサルタントなどの専門家に相談してみると薬なしで改善することが大いにあります。

ちなみにアメリカに住んでいる私は市販でメラトニンのサプリメントを購入することができるので夜遅くまで日本とミーティングをして寝付けない時には3～5mgを飲むことがあります。お子さんにぐっすり寝てほしいのに、生活リズムや睡眠環境を整えても眠れない時はサプリメントに頼るのもよいでしょう。日本で販売されている子ども用の睡眠サプリメントは睡眠薬とは違い、ストレス軽減効果のあるGABAや体温調整効果のあるグリシンなど、睡眠の質を高めるために効果的な「栄養素由来の成分」が配合されたものです。即効性はありませんが、自然な睡眠を促してくれます。

Q6 睡眠を大切にしている
愛波先生のお子さんたちの毎日を教えてください

A スキマ時間を有効に使うことで勉強も運動も睡眠もしっかり！

私は現在、中1と小3の男の子を育てています。二人とも現地の学校に加え、アメリカにある日本人の塾に通わせています。さらに、兄弟でアイスホッケーに熱中していて、平日も週末も練習に励んでいますが、長男は21時〜21時30分の間に就寝、7時起床。次男は20時30分〜7時まで寝ています。

長男は日本のお子さんと同じように学校から帰宅後、塾とアイスホッケーの練習でとても忙しいため、いかに「スキマで食事・勉強」をするかを大切にしています。子どもの帰宅後のおやつは「補食」と考えて、そぼろ丼など豆を混ぜ込んだごはんの上に具材をのせて食べられる丼ものを食べさせています。また塾などの送迎の車でおにぎりを食べながら宿題をしたり、Audibleで読書します。帰宅後はお風呂と軽い夕飯の後、日本語を忘れないために落語を聞き流しながら寝て、朝起きてからスッキリした頭で塾の宿題を終わらせています。

スポーツも大切ですが、同じくらい学業も大事。そのためにも何事も集中できるようにしっかり寝ようと伝えています。そのかいあって、子どもたちは学校でトップクラスの成績をキープし、塾でも州で1位をとっています。また長男は全米有数のアイスホッケーチームに所属することができました。子どもの努力をする姿を見ても、睡眠が整っているからこそ、全力で勉強もスポーツも打ち込めるのだと実感しています。

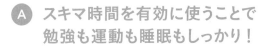

Q7

夜寝る前にしかってしまうと、子どもの睡眠に影響が出るものでしょうか？

A 子どもの寝付きは、寝る前の気持ちに左右されてしまいます

受験勉強や、クラブチームのスポーツなどは親のサポートが欠かせません。でも、だからこそ子どもがサボッたり、ダラダラしているとつい小言を言いたくなりますよね。でも、できれば寝る前にしかることは避けてほしいと思います。

大人も同じで、寝る前に嫌なことがあればそれがずっと心に残り、悶々と考えてしまいますよね。するとなかなか寝付くことができず、結局睡眠不足になってしまうのです。

お子さんが帰ってきたら、言いたいことがあってもグッとこらえて「お疲れさま。頑張ってる姿を見てるとママも頑張ろうと思えるよ。ありがとうね」と子どもの努力を認める言葉をかけてあげましょう。でも、親だって人間なのでイライラするのは当たり前。怒ってしまいそうになったら、まずは6秒ガマンして、怒りのピークを逃がしましょう。

ちなみに1日を幸せに終わらせる方法の一つとして、その日にあったいいこと3つを子どもとシェアするというものがあります。「筆箱を落とした時に隣の子が拾ってくれた」といった小さなことでもいいのです。1日の締めに幸せなことをシェアしたり書いたりすると幸福度は上がります。脳や体を健やかに育てるためにも、寝る前の小言はやめて、子どもの睡眠の質を上げることに注力してはいかがでしょうか。

Best Sleep for Busy Kids

第4章

中学生〜大人だって ねむりが大事！

中高生や大人だからねむりを削って大丈夫
というわけではまったくありません。
思春期の睡眠トラブルを回避して、
大人になっても
健やかなねむりにつけるようにしましょう！

勉強・部活・体の変化 中高生の夜型は仕方ない？

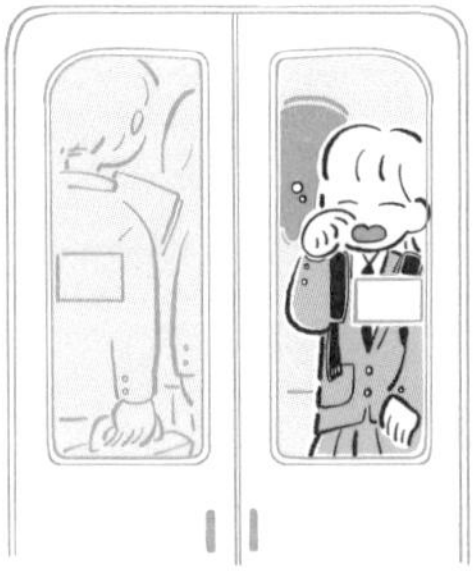

子どもが中高生になると、学校で過ごす時間が長くなります。その後、塾や部活も入ってくると、電車通学をしている子によっては6時台に家を出て、そのまま22時近くまで帰宅しない生活になる可能性もあります。そしてこの**忙しさが引き金となり、生活が夜型になって睡眠時間が圧迫されていくことが多いのです。**

内閣府の調査によると、平均就寝時間は中学生では22時55分、高校生では23時42分です。一方、平均起床時刻は、中学生では6時41分、高校生では6時36分。平均的な睡眠時間は中学生では7時間46分、高校生ではなんと7時間睡眠を切って、6

時間54分となっていることがわかりました。

アメリカの国立睡眠財団では14〜17歳は8〜10時間、個人差を最大限考慮しても「7時間以上は眠った方がいい」としています。これを見ると、日本の子どもの睡眠は推奨時間に達していないことがわかります。ただ一方でアメリカの中高生たちも10人中6〜7人は睡眠時間が足りていないことがわかりました。

日米いずれの中高生もしっかり眠れていないようですが、実はこれには理由があります。思春期に入るとメラトニンの分泌パターンがこれまでよりも遅くなり、23時頃に分泌が始まるため、朝になってもメラトニンレベルが高い状態が続きます。そのため、夜型のリズムになるのです。**女性は19歳、男性で21歳が夜型のピーク**となり、中学生は夜型に向かって体が変化を迎えている途中なのです。そしてこの体の変化に加えて、日本でもアメリカでも子どもたちは学業や課外活動、さらに友人とのスマホなどでのやり取りが増え、どんどん睡眠時間は削られてしまうのです。

体は夜型に移行しても、脳も体もまだまだ成長をする時期です。だからこそ、子どもの睡眠とスマホの利用には中高生でも親が介入してもいいかもしれませんね。

しっかり眠っても
スマホを使うと学力は下がる？

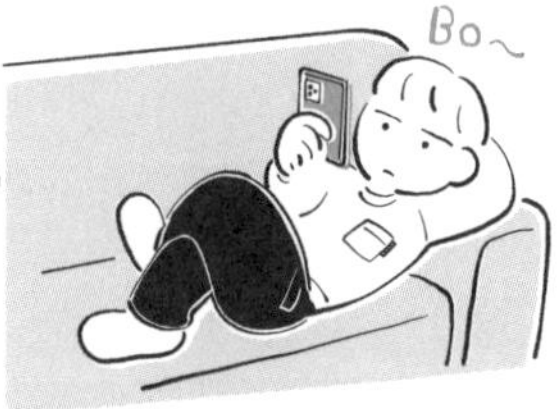

スマホの長時間利用は質の高い睡眠をどれだけとっても学力に悪影響を及ぼすというデータがあります。小学5年生から中学3年生の子どもたちをそれぞれ「スマホを全く使わない」「1～2時間使う」「2～3時間使う」「3時間以上使う」と利用時間で分類し、彼らの睡眠時間と学習時間別と学力を調べました（P164、165）。すると、**スマホの利用時間にかかわらず、睡眠時間も長く、勉強時間も長い子の方が学力は高い**という結果が出ました。しかし、**睡眠時間が5時間未満の子に関しては、3時間以上勉強しても成績が伸び悩む場合もあり、平均以下の得点**

となることも。どれだけ勉強をしても、しっかり睡眠をとって知識を記憶として定着をさせなければ学力として結果が出ないということです。そして、グラフをスマホの利用時間が長くなる順（図8〜11の順）に見比べてみると、偏差値が50を超える子どもの割合が徐々に減っているのが見て取れると思います。

さらに「1日のスマホの利用時間が3時間以上」の子どもたちのグラフ**（図11）**を見ると、**長時間勉強しても、しっかり睡眠時間を確保していたとしても、3時間以上スマホを利用すると成績が平均に届かないという結果が出ています。**

この結果を見て、ぜひお子さんと日頃の勉強法について話をしてほしいと思います。小学校とは違い、中学校や高校のテストの結果は進路に直結するのでプレッシャーも大きく、頑張って成績を上げようと睡眠を削って深夜まで勉強をする子もいるでしょう。しかし、**睡眠が少なくなればなるほど学力の定着が悪くなるのです。また、スマホの利用時間も管理をしないと成績が伸びないのです。**テスト前に焦って夜遅くまで勉強をするのではなく、日頃から睡眠時間は確保しながら勉強をするスケジュールを組むことが大切です。

図8　スマホを全く使わない子ども

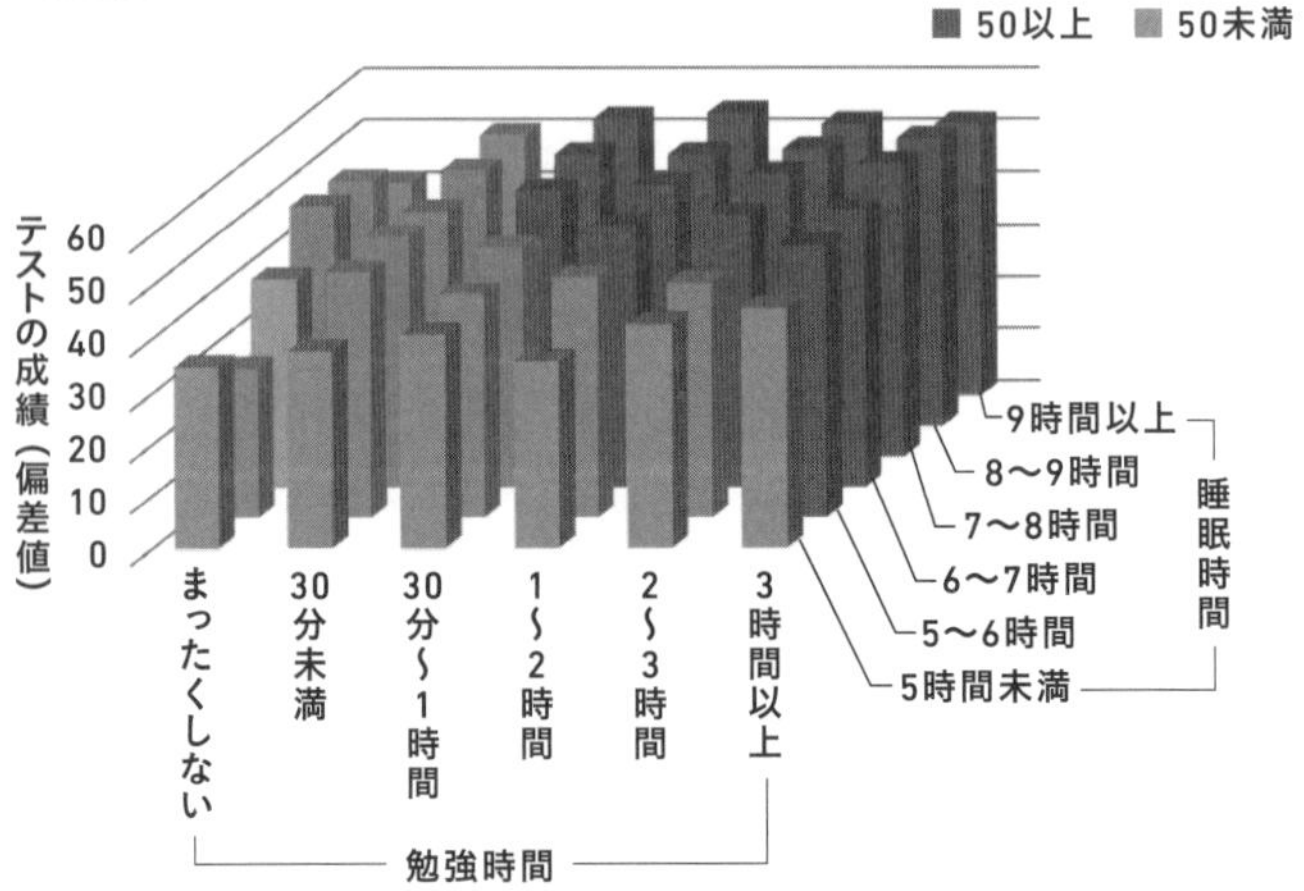

図9　スマホを1日1〜2時間使う子ども

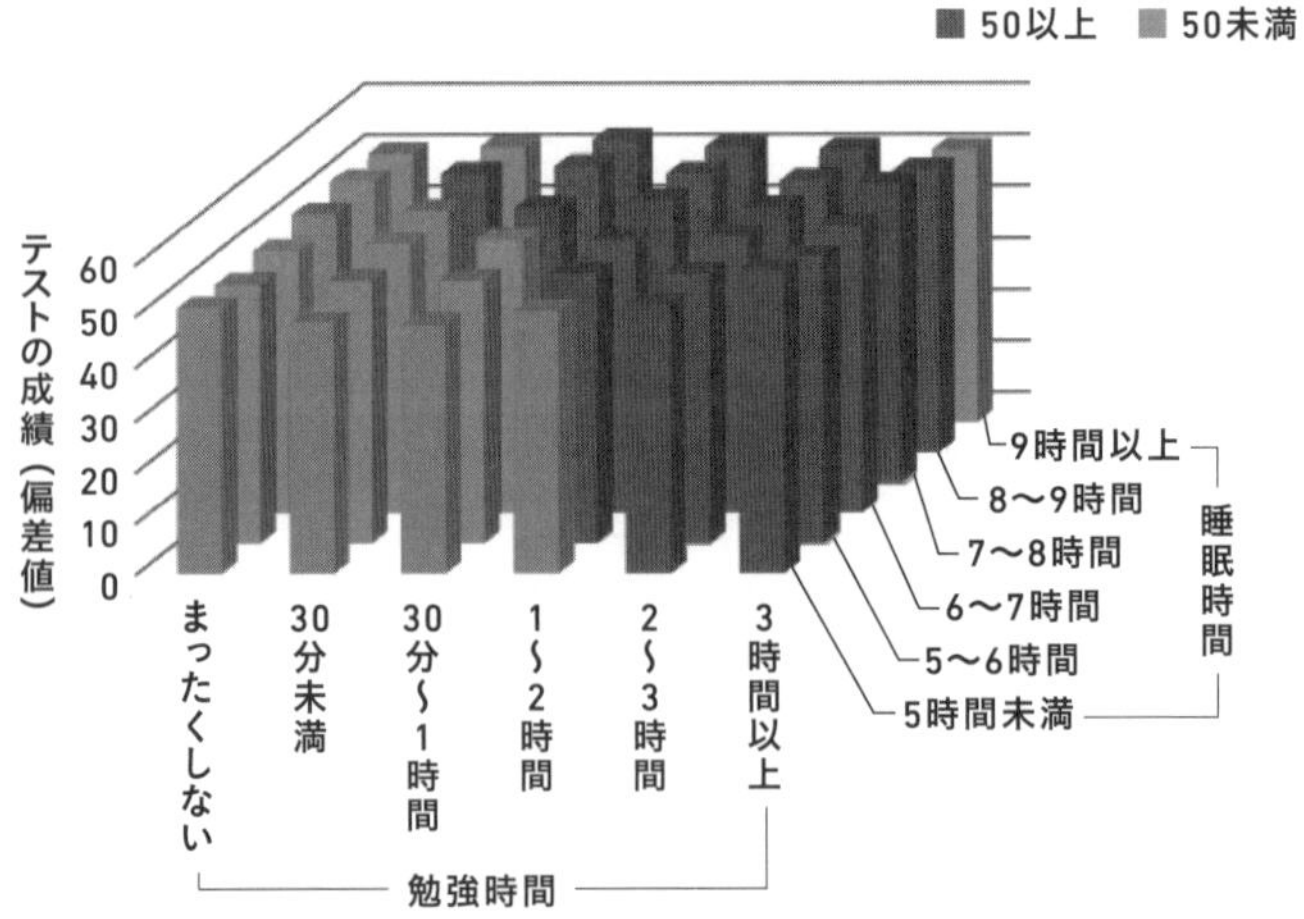

『スマホはどこまで脳を壊すか』（2023年）より一部引用

図10 スマホを1日2〜3時間使う子ども

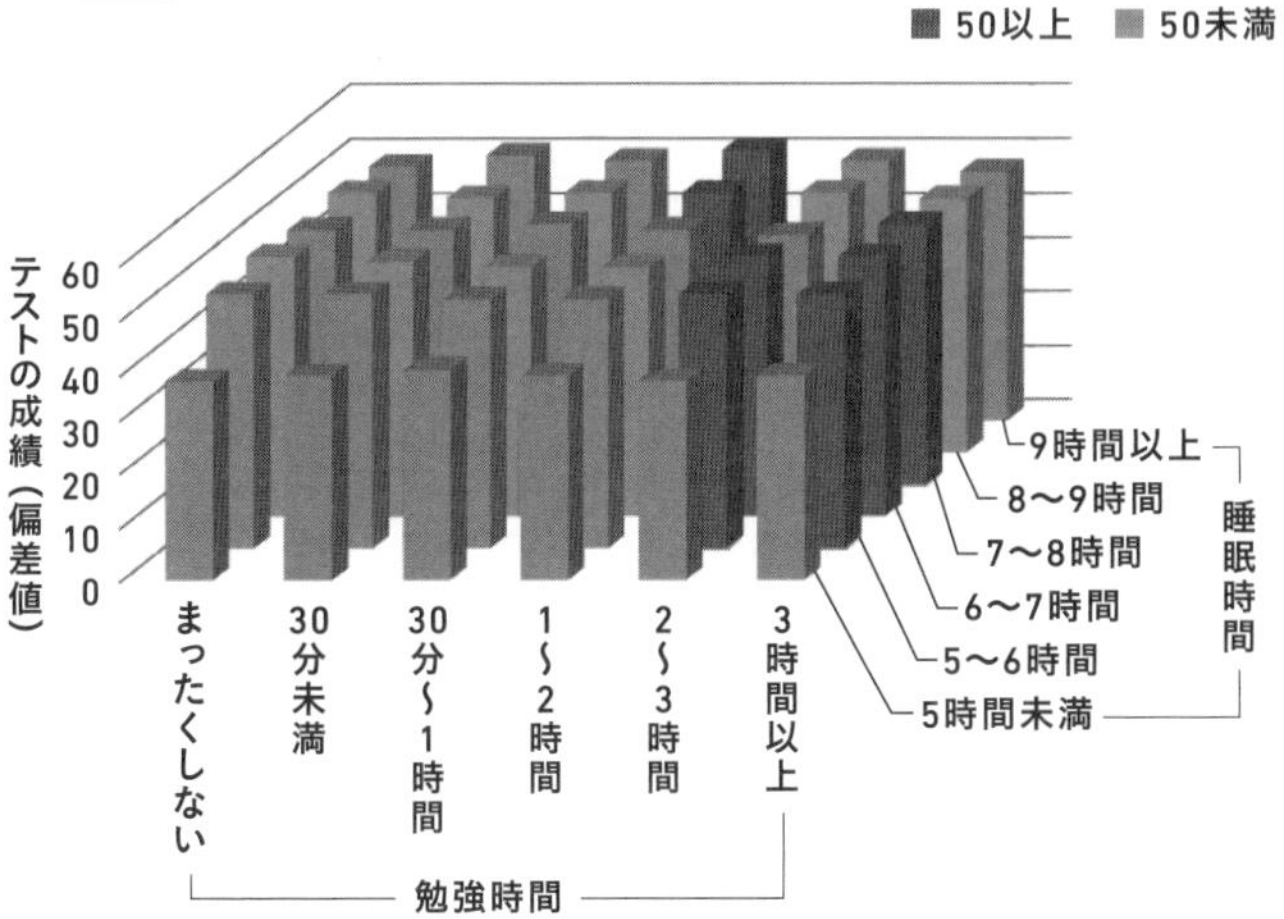

図11 スマホを1日3時間以上使う子ども

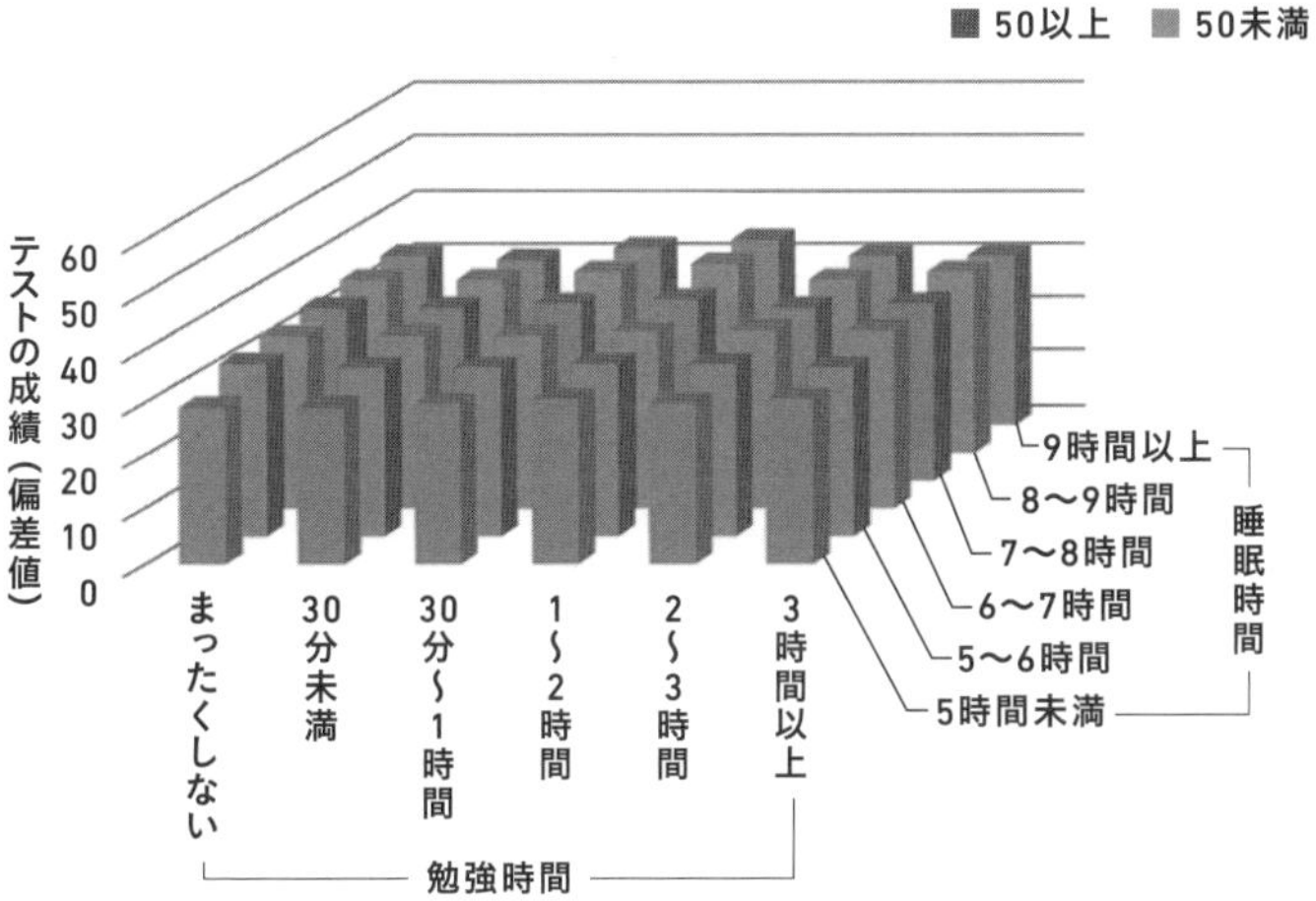

電車の中や休み時間のちょい寝で頭をスッキリ!

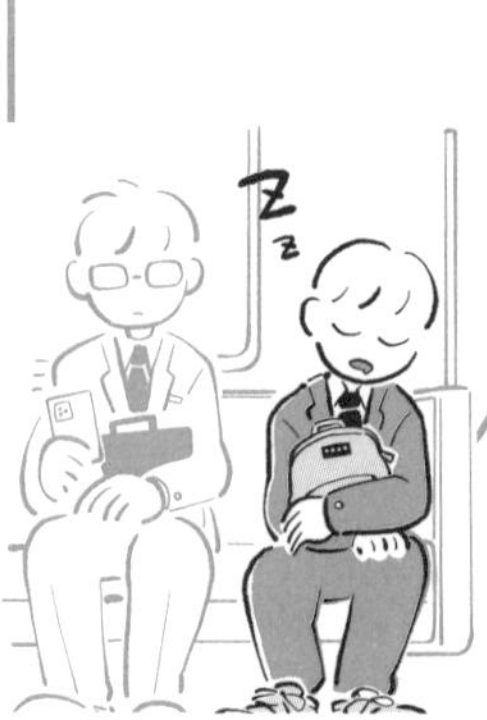

学校が自宅から遠く、電車やバス通学になると、それに伴い起床時間も早くなります。また学外の活動も遅くまであったりするので就寝時間が後ろ倒しになり、小学校の頃と比較するとどうしても睡眠時間が短くなります。だからこそ中高生にはスキマ時間を使って、上手に睡眠をとってほしいと思います。例えば**通学の電車やバスで座れるようなら眠るのもいいでしょう。また、学校の休み時間に机に顔を伏せてお昼寝をするのもおすすめです。**

実際、熊本県の県立中学・高校では生徒たちの居眠りの多さや、午後の授業でどうしても眠いという声を受け、昼休みの後に10分間「ウトウトタイム」と称したお昼寝時間を設けています。子どもたちはヒーリングミュージックが流れる薄暗くした教室で、机に伏せた格好で10分間お昼寝をします。「たった10分？」と思われるかもしれませんが、それでもノンレム睡眠をとることができ、眠気が解消されます。

同じように子どもたちの睡眠不足を問題視したアメリカ・カリフォルニア州の公立中学校・高校では、中学生・高校生が8・5〜9時間の睡眠をとれるように学校の始業時間を遅らせる法案が可決されました。同じような制度を取り入れたシアトルの高校では、始業時間を1時間遅らせることで成績の向上も見られたということです。アメリカのように学校の制度を変えるのはむずかしいですが、お昼寝をすることは、子どもたちも自分の体調に合わせて、まねができますよね。

ただ、**電車の中で居眠りをすることも、学校でお昼寝をすることも、どうしても睡眠時間がとれない時の「補助的な睡眠」であることを忘れないでください。**基本は夜ベッドで横になって寝る睡眠時間を重視しましょう。

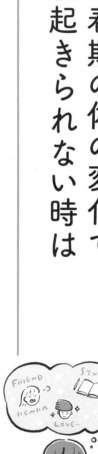

思春期の体の変化で朝起きられない時は

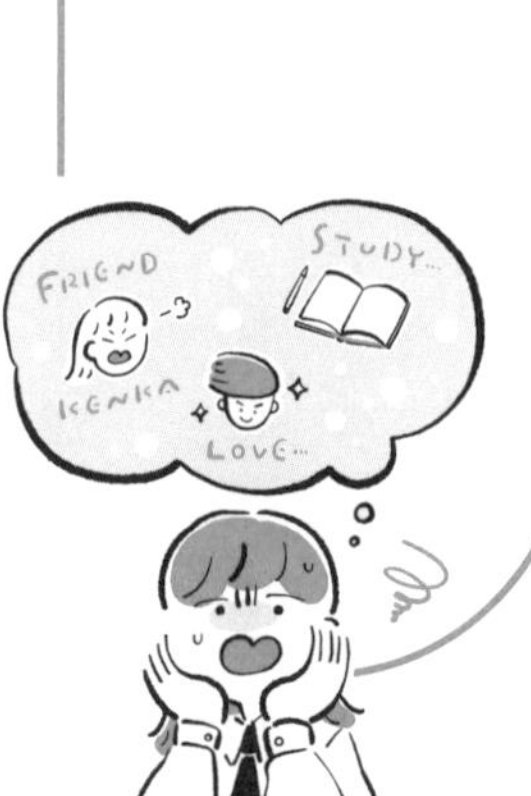

進路を考えることで将来がより一層現実味を帯びてきて、「勉強しなくては」と不安に駆られるのと同時に、思春期特有の友人関係や恋愛で心を痛めることもある中高生。気がつけば頭の中は悩みのあれこれでいっぱいになり、眠れなくなるということもあるようです。

「悩みを発端にネガティブな思考が頭から離れず、感情のコントロールがしにくい中学生は睡眠習慣がよくない」という研究結果があります。男子の場合は「中途覚醒」「睡眠不足」「就寝時間が整わない」「授業中の居眠り」という症状が現れ、女子はこれらに加えて「ソーシャル・ジェットラグ」（P56）を引き起こしやすいということもわかりました。また女子は、平日の朝は身だしなみを整えるのに早起きをして、さらに休日は約30分起床が遅いため、これにより平日と休日の起床時間の差が広がることで男子よりソーシャル・ジェットラグが起きやすいのです。

さらに男女とも質の良い睡眠がとれなくなると朝起きられなくなり、朝食を食べずに学校へ行くことになります。そして朝食を食べないことで、午前中の学校での活動に意欲が出ない、病院へ行くほどではないけれど調子が悪いという不定愁訴が起きるようになり、ひどくなると不登校につながっていくケースもあります。子どもが朝食を食べない割合は、厚生労働省の「国民健康・栄養調査」を見ると中学生以降から増えていることがわかります。理由はいろいろと考えられますが、思春期ならではの悩みから起きる睡眠不足が発端となっている場合も考えられます。

小学生の頃のように子どもの悩みに親があれこれ口を出すことは難しい時期です。しかし、**睡眠不足から朝食抜き、そして不登校という負のスパイラル**に陥ることがないように、生活リズムを一緒に整えてみましょう。小学校の塾弁で作っていたようなおにぎりなどを持たせてあげれば、朝食べられなくても学校で昼食前に補食として食べられます。

ちなみに、**不定愁訴には起立性調節障害（P108）が隠れている場合もあります。** 以下のチェックリストで当てはまる項目が3つ以上、もしくは強く当てはまるものが2つでもあれば、小児科・小児精神科・小児心療内科の受診を考えましょう。

起立性調節障害の症状チェック

□立ちくらみ・めまいが起きる
□立ち上がった時に気持ち悪くなる・失神する
□気分不良
□朝の起床が困難
□起き上がった時の頭痛
□腹痛
□動悸・息切れ

□朝起きられず、午前中は調子が悪く午後に回復する
□食欲不振
□乗り物酔いしやすい
□顔色が悪い

また、もう一つ覚えておいてほしいのが鉄分の存在です。成人に比べ、**思春期の子どもは体が急激に成長することから非常に多くの鉄分を必要とします。**厚生労働省が策定した「日本人の食事摂取基準」によると、1日あたりの推奨量（12～17歳）は男子は9・5～11㎎、女子は7～14㎎と、成人の1・5～2倍程度です。さらにこの状態に、**部活での激しい運動やダイエット、生理、ストレスなどが重なると鉄分不足がより悪化します。**鉄分が足りないと貧血になり、全身のだるさや息切れ、頭痛などの症状が起きるほか、寝付きや寝起きの悪さ、そして集中力が低下するという症状も見られます。夜の入眠が難しく、さらに朝もだるそうであれば、鉄分不足の可能性も視野に入れて考えるといいでしょう。

子ども時代の価値観が大人の睡眠不足につながる

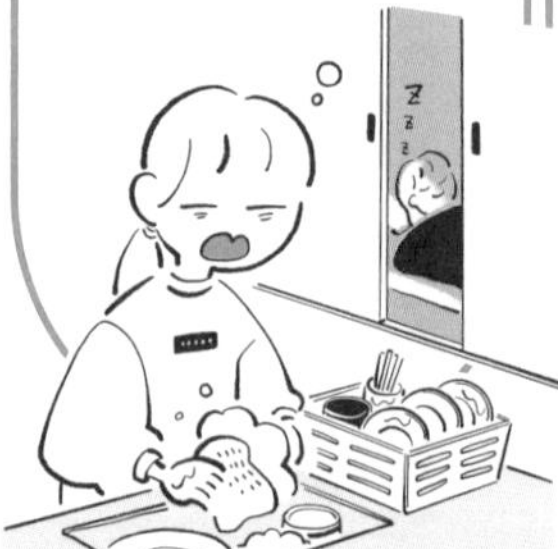

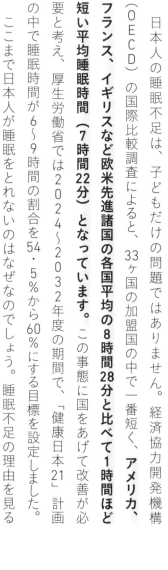

日本人の睡眠不足は、子どもだけの問題ではありません。経済協力開発機構（ＯＥＣＤ）の国際比較調査によると、33ヶ国の加盟国の中で一番短く、**アメリカ、フランス、イギリスなど欧米先進諸国の各国平均の8時間28分と比べて1時間ほど短い平均睡眠時間（7時間22分）となっています。**この事態に国をあげて改善が必要と考え、厚生労働省では２０２４〜２０３２年度の期間で、「健康日本21」計画の中で睡眠時間が6〜9時間の割合を54・5％から60％にする目標を設定しました。

ここまで日本人が睡眠をとれないのはなぜなのでしょう。睡眠不足の理由を見ると、男性は「仕事・勉強・通勤・通学」、女性は「悩みやストレス」がもっとも多いのですが、女性の「25～34歳」では「育児のため」という結果が出ています。日本人は睡眠を犠牲にしても働くことや家族に尽くすことが当たり前で、つい睡眠をおろそかにしてしまうのでしょう。

ニュースでも睡眠不足の弊害は語られていますし、睡眠に関する本も多く出版されています。睡眠障害に悩んでいるのは明らかなのに、睡眠を削ってしまうのは、子どもの頃からの睡眠に対する価値観が影響していると思います。

小さい頃から塾で遅くまで勉強をしたり、朝練や、遅くまである部活など、睡眠がもっとも大事な年代で、睡眠を削ることが当たり前の生活を送っていたからこそ、子どもたちの価値観に「睡眠の大切さ」が刷り込まれず、大人になっても仕事や勉強、家庭が優先されているのかもしれません。私は睡眠コンサルタントとして赤ちゃんや子どもたちの睡眠の困りごとや、その大切さについてお話をしています。でも、**子どもたちが幸せな睡眠をとるためには、お母さんやお父さんにもちゃんと寝てほしい**と強く願っています。

大人だって9時間睡眠が必要な人がいる！

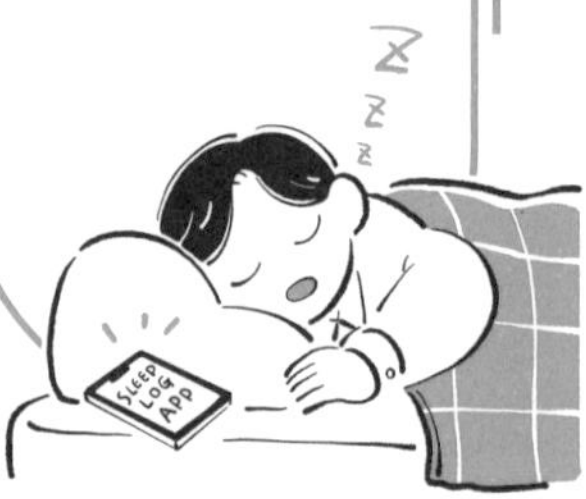

欧米先進諸国の各国が平均8時間28分の睡眠をとっているなら、日本人は今の7時間睡眠からあと1時間睡眠を増やせば睡眠不足が解消できる、と考える人もいるでしょう。しかし、**必要な睡眠時間は個人によって違います**。

スタンフォード大学睡眠生体リズム研究所の創設者・デメント博士は、1日に7・5時間の睡眠をとって満足している大人8人に、連日、好きなだけ眠ってもらう実験を行いました。もし、眠れなくても14時間はベッドで横になることをルールにしました。この結果、初日の8人の睡眠時間の平均は13時間。それが1週間後には9〜10時間になり、最終的に3週間後には平均8・2時間で固定しました。彼らは7・5時間の睡眠で満足していましたが、本当は8・2時間が彼らにとって最適な睡眠だったのです。

この実験から見えてくるのは、**自分の最適な睡眠時間は自分ではわかりにくい**ということです。だからこそ、みなさんにチェックしてほしい4つの項目があります。

□休日はとにかくゆっくり寝ている（起きることができない）
□仕事中や通勤のバスや電車で座れたらすぐに寝てしまう
□寝床に入ると5秒で寝ることができる
□目覚めた後も強い眠気が襲ってくる

これら4つのうち、一つでも当てはまるようなら、あなたの睡眠は足りていないと言えるでしょう。私のクライアントがこのチェックをしたところ、3つ目の項目で引っかかりました。しかし彼女は「たしかに私はベッドに入ったらすぐ眠りに落ちます。でも、ぐっすり寝て、朝まで一度も覚醒することはないのでよく眠れていると思います」と話をしてくれました。彼女はまさか自分が睡眠トラブルを抱えているとは思ってもいなかったのです。しかし彼女は「睡眠時間が足りていないから気絶するように寝ていた」だけで、「体が睡眠を必要としているから、朝まで起きなかっただけ」なのです。

大人が自分自身の睡眠不足や睡眠トラブルに気がつかず、夜はスマホを見続け、休日はいつまでも朝寝坊をして、電車の中や会議中に居眠りしていたらどうでしょう？　いくら子どもに「早く寝なさい！」と言ってもまったく説得力がありませんよね。それどころか子どもは「大きくなったらお父さんやお母さんみたいにしていいんだ」と思うことでしょう。

しかし、大人が自分に適正な睡眠時間を知るためにデメント博士のような実験をするのは正直難しいですよね。そんな時こそ、ぜひデジタル機器を頼ってみてはどうでしょうか？　スマートフォンの睡眠アプリを使うと、いつ入眠したのか、ノンレム／レム睡眠の回数やそれぞれの時間、また寝ている最中のいびきや寝言などを記録することができます。また、Apple Watchのようなウェアラブルデバイスを持っているようなら、より正確に自分の睡眠状態を把握できます。**これらの結果と、自分の起床した時の体調をあわせて、自分に必要な睡眠時間を見つけていくとよいでしょう。**

ところで、「Pokémon Sleep」という睡眠アプリを活用した日本人の睡眠時間が、1ヶ月プレイをし続けると30分延び、3ヶ月使用した人はなんと1時間10分も長くなったという結果が出たそうです。世界各国の利用者の睡眠を計測したところ、プレイ開始から7日間の睡眠時間において日本は最下位の「5時間52分」だったにもかかわらず、アプリをきっかけに睡眠時間をグッと長くすることができたのだとか。個人の趣向に合わせたアイテムを利用することで、積極的に睡眠改善をしようと行動できることが実証された結果と言えるでしょう。

大人はずっと眠れないから睡眠不足になりやすい

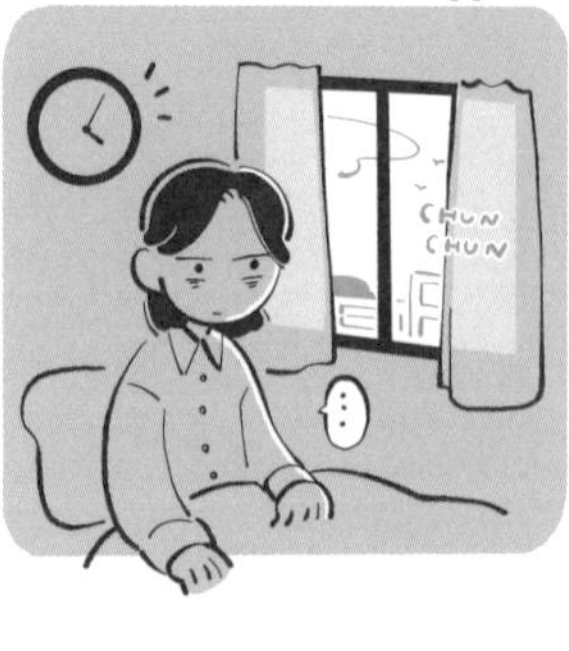

不眠症状には、寝付きが悪い**「入眠困難」**、寝ているけれど熟眠できない**「熟眠障害」**、寝ている途中、夜中に目覚めてしまう**「中途覚醒」**、そして朝早くに目覚めてしまい、もう一度眠るのが困難な**「早朝覚醒」**の4つがあります。大人の睡眠障害で顕著なのは「入眠困難」「中途覚醒」、そして「早朝覚醒」です。**特に「中途覚醒」や「早朝覚醒」など〝長い時間寝続けられない〟という睡眠障害は大人の特徴的な睡眠障害といえるでしょう。**

加齢に伴い、睡眠と関係の深い神経の働きや、ホルモンの分泌能力が徐々に衰え

図0 大人の睡眠障害

入眠困難	**床に入ってもなかなか寝付けない、眠りにつくのに30分～1時間以上、場合によっては2時間以上かかり、それを苦痛と感じる状態。**不眠症の訴えでもっとも多く、不安や緊張が強い時に起こりやすいといわれている。
熟眠障害	**睡眠時間は十分なのに、ぐっすり眠った感じが得られない、眠りが浅い状態。**睡眠時無呼吸症候群や寝ている間に足がピクンピクンと動く周期性四肢運動障害など、睡眠中に症状の現れる病気が関係していることもある。
中途覚醒	**睡眠中に何度も目が覚めて、その後なかなか寝付けない状態。**年をとるに従って眠りがだんだんと浅くなり、目覚めやすくなる。日本人の成人の不眠の中でもっとも多く、中高年・高齢者に多く見られるといわれている。
早朝覚醒	**自分の望む起床時間より2時間以上早く目覚めてしまう状態。**年をとると体内時計のリズムが前ズレしやすく、また若い人に比べて夜遅くまで起きているのがつらくなり、早寝早起きになる。高齢者によく見られ、また、うつ病にもよく見られる症状。

てきて睡眠時間が短くなっていきます。また、人は年齢を重ねるにつれて早寝早起きになる傾向があります。これは、加齢により朝早くに目が覚め、夕方になると眠くなるという体内時計のリズムが変化することも原因だと言われています。ですから睡眠途中で目覚めてしまったり、明け方になると目が覚めてしまうのです。

睡眠トラブルが増えてくるのは年齢を重ねると仕方がないことではあるのですが、それ以外にもいくつか原因は考えられます。一つは**うつ病から引き起こされる早朝の覚醒**です。責任が大きくのしかかる年代だからこそ、仕事や人間関係での悩みからうつ症状が起き、それが睡眠障害となって出てしまうのです。うつ病の場合、早朝覚醒だけでなく入眠困難、熟眠障害、中途覚醒を併発することがあります。

そしてもう一つの原因は**アルコール摂取を原因としたもの**です。仕事で遅くまで飲んで帰宅後すぐに寝たり、寝酒などをすると、アルコールの影響で寝付きは早くなります。しかし、睡眠が浅くなり、利尿作用もあるので途中で目覚めることになり、これが中途覚醒や早朝覚醒の原因になります。また、吸収されたアルコールが肝臓で「アセトアルデヒド」という物質に分解されるのですが、これは交感神経を刺激する働きがあり、その結果、飲酒後3〜4時間後に眠りが浅くなり、覚醒を促してしまうのです。

働き盛りの大人は眠れなくても翌日は仕事や家事が控えています。再び入眠できなくなると「早く寝なくちゃ明日に影響する」と考えすぎてしまうことがストレスになり、余計に眠れなくなってしまうこともあるようです。そんな時は**無理に寝ようとせず、「4・4・8の腹式呼吸法」をするのがおすすめです。**腹式呼吸で4秒かけて鼻から息を吸い、4秒止め、8秒かけて息を絞り出すようなイメージで鼻からゆっくり息を吐きます。この呼吸法で交感神経から副交感神経にシフトでき、リラックスして眠りにつきやすくなります。

しかし、**日中眠くて仕方ない、集中できないなど日常に支障が出てきているようであれば「睡眠外来」を受診した方がよいでしょう。**サプリや睡眠薬など適切に処方してもらうことで、症状は少しずつ改善していきます。

大人の睡眠障害も放っておくと危ない！

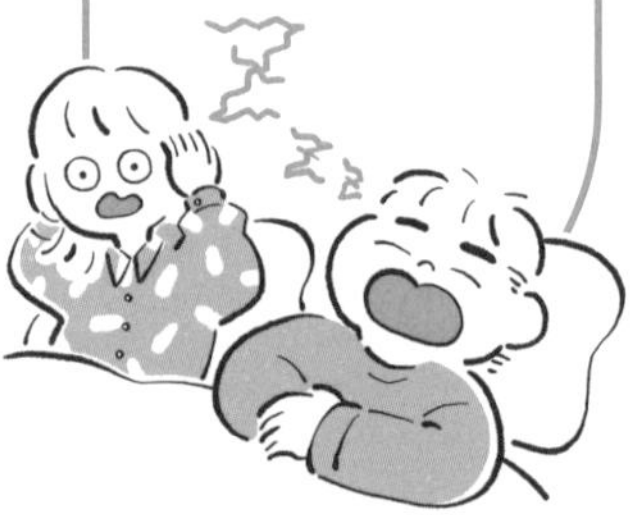

熟睡できていない、睡眠時間が足りていないと感じていても、大人は日々の忙しさに「休みの日に寝だめすればいいや」と放置してしまう人もいることでしょう。

しかし**「夜中に目が覚めてしまう」「眠りたいのに眠れない」「眠っても体が休まった気がしない」というのは、体からのSOSサイン**です。不眠や睡眠不足は、体や心の健康にさまざまな影響を与えるということをこれまでお話ししてきました。

だからこそ、仕事を優先して対策せずに不眠の症状を放っておくと、大人だからこその症状が出やすいことも知ってほしいと思います。

高血圧のリスクアップ

シカゴ大学保健学部は、日常的に7〜8時間の睡眠より少ない成人は高血圧になる可能性が高いと発表しました。睡眠時間が少ないほど高血圧になる割合が高く、睡眠時間が1時間少なくなるごとに、高血圧が悪化する確率は高まり、5時間睡眠と6時間睡眠の人を比較すると高血圧になる割合が37％も高くなることがわかりました。年を重ねるごとに高血圧になる人は5時間の人の方が増加する傾向にあります。これは加齢に伴い血管の弾力性が失われることにより血の流れが悪くなるからです。しかし、加齢に、睡眠不足もプラスされると、そのリスクはさらに上がってしまいます。高血圧は心疾患や脳卒中も引き起こすので注意が必要です。

糖尿病のリスクアップ

健康な人は血糖値を下げるホルモンであるインスリンがすい臓から分泌され、血糖の量をコントロールしています。しかし、睡眠不足になるとインスリンの働きを低下させたり、食欲を増進させるホルモンの分泌が増えることで、過食や肥満を引き起こします。そして糖尿病に近づいてしまうのです。

糖尿病は日本人にも多い病気で、特にⅡ型糖尿病は生活習慣と関係しているため、糖尿病を指摘された人は規則正しい生活を指導されます。しかし、多くの人は食事や運動については気を使うようになるのですが、睡眠はどうしても後回しになってしまうようです。

睡眠を7～8時間とっている人と比較すると、5時間未満の睡眠の人は糖尿病リスクが2・5倍になるという研究結果も出ています。だからこそ、糖尿病をすでに抱えている人、また、健康診断の生活習慣病チェックでリスクを指摘された人は、睡眠についてももう一度見直してほしいと思います。

うつ病の悪化

よく眠ることができなかったり、明け方早くに目が覚めてそのまま眠れなかったりするのは日中の仕事や生活でのストレスから引き起こされていることが考えられます。「眠れないだけだ」と質の悪い睡眠を放っておくと、最初はうつ病の症状がなくても将来的にうつ病を発症してしまう可能性が高くなります。

睡眠不足は、日中の倦怠感やイライラ、また、やる気を低下させるなどの状態を引き起こします。そして「眠れない」↓「疲れが取れない」↓「やる気が起きない」↓「自分はダメだ」という負のスパイラルに陥り、日々ネガティブな感情に飲み込まれることで、結果としてうつ病へと進行していくリスクが高まります。

不眠の症状がある場合は、その後3年以内にうつ病になる可能性が4倍高まり、不眠が1年以上続いた場合にはうつ病になるリスクがなんと40倍に高まるという報告もあります。さらに、過去に不眠の症状を引き起こしたことがある人は、その後うつ病になる可能性が2倍高まるという研究結果も出ています。

これらのデータをみても、不眠はうつ病を引き起こす原因の一つとして考えられます。「眠れないなんて病気じゃないし」と考えて病院へ行かずにいる人もいるかもしれません。しかし、睡眠障害から引き起こされる大人のさまざまな症状はどれも深刻なものになりやすいことを頭の片隅に置いてほしいと思います。

大人の幸せな睡眠が子どもの幸せな睡眠習慣に

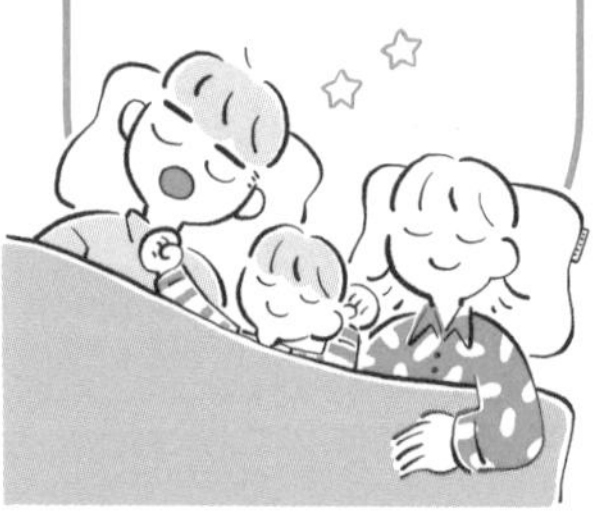

人は1日のだいたい3分の1を睡眠に費やします。これは人間が心も体も健やかな営みを送る上で必要な時間です。今回、私は睡眠コンサルタントとして、この時間に質の良い睡眠をとることがいかに大切かということをお話ししてきました。

しかし、受験やスポーツ、習い事などに真剣に臨む子どもたち、家事に仕事に子育てに忙しい日々を送るお父さん、お母さんと、置かれている立場で時にはどうしても睡眠を削らなくてはいけないこともあるでしょう。私はそれでも良いと思っています。なぜなら大切なのは子どももパートナーも、自分自身も目標に向かって一生懸命努力をして、その結果、喜びや幸せを感じることだと思うからです。

睡眠に関するさまざまな研究が行われ、多くの科学的根拠とともに睡眠の大切さが謳われています。睡眠に関する知識や、質の良い睡眠のとり方を知った上で、自分の体と生活にベストな方法で睡眠がとれれば、それが一番ではないでしょうか。**そしてお父さん、お母さんには子どもの睡眠の悩みこそ、心身発達、学校、社会生活、生涯にわたる心身健康維持に関わるということを知っておいてほしいと思っています。**

賢く睡眠をとることを親が教えてあげれば、いつか子どもが自立した時に睡眠を大切にするために、デジタル機器との付き合い方をコントロールしたり、食や心についても考えることができるようになると思うのです。そう考えると睡眠について知り、それを子どもに伝えてあげるのは、子どもの生きる力を育てているようなものだと感じます。だからこそ最後にお伝えしたいのは、**大人が良い睡眠をとってこそ子どもも良い睡眠をとれるようになり、子どもに幸せな睡眠習慣を作ってあげることができる**ということ。それを忘れないでほしいと願っています。

- Social jetlag: misalignment of biological and social time. Wittmann M, Dinich J, Merrow M, et al. Chronobiol Int. 2006;23(1-2):497-509.
- Sleep education in primary school prevents future school refusal behavior. Maeda T, Oniki K, Miike T. Pediatrics Int 2019;61(10):1036-42.
- Midday napping in children: associations between nap frequency and duration across cognitive, positive psychological well-being, behavioral, and metabolic health outcomes. Liu J, Feng R, Ji X, et al. Sleep. 2019 Sep; 42(9): zsz126.
- Crew factors in flight operations 9: Effects of planned cockpit rest on crew performance and alertness in long-haul operations Mark R. Rosekind, Philippa H. Gander, Linda J. Connell et al. NASA Technical Memorandum 211385 1994 Sep;
- Association between sleep habits/disorders and emotional/behavioral problems among Japanese children. Takeshima M, Ohta H, Hosoya T, et al. Scientific Reports. 2021; 11:11438
- NeuroImage | Volume 60, Issue 1, March 2012, Pages 471–475厚生労働省「3歳児の睡眠時間がその後の肥満に与える影響の縦断的検討」
- Sleep duration during weekdays affects hyppocampal gray matter volume in healthy children. Taki Y, Hashizume H, Thyreau B, et al. Neuroimage 2012;60:471-5.
- 『子どもの睡眠〜眠りは脳と心の栄養』(芽ばえ社) 著・神山潤
- 文部科学省　平成26年度「家庭　教育の総合的推進に関する調査研究」
- Sleep-dependent memory consolidation. Stickgold, R. Nature 2005;437(7063):1272–8. _
- The mediating role of sleep in the fish consumption – cognitive functioning relationship: a cohort study. Liu J, Cui Y, Li L, et al. Sci Rep. 2017 Dec 21;7(1):17961.
- Association Between Disturbed Sleep and Depression in Children and Youths: A Systematic Review and Meta-analysis of Cohort Studies. Marino C , Andrade B, Campisi SC, et al. JAMA Netw Open　2021 Mar 1;4(3):e212373.
- Do insomnia and/or sleep disturbances predict the onset, relapse or worsening of depression in community and clinical samples of children and youth? Protocol for a systematic review and meta-analysis.　Marino C, Andrade B, Aitken M, et al.　BMJ Open. 2020 Aug 30;10(8):e034606.
- https://www.ucsf.edu/news/2015/08/131411/short-sleepers-are-four-times-more-likely-catch-cold
- Sleep, sleepiness, and circadian rhythmicity in aircrews operating on transatlantic routes. Wegmann HM, Gundel A, Naumann M, et al. Aviat Space Environ Med. 1986 Dec;57(12 Pt2):B53-64.
- Partial night sleep deprivation reduces natural killer and cellular immune responses in humans. Irwin M, McClintick J, Costlow C, et al. FASEB J. 1996 Apr;10(5):643-53. ･
- Effect of sleep deprivation on response to immunization. Spiegel K, Sheridan JF, Van Cauter E, et al. JAMA. 2002; 288(12), P.1471-2
- Temporal Links Between Self-Reported Sleep and Antibody Responses to the Influenza Vaccine. Prather AA, Pressman SD, Milleret GE, al. Int J Behav Med. 2021; 28(1):151-8.
- Human Responses to the Geophysical Daily, Annual and Lunar Cycles. Foster RG, Roenneberg T. Curr Biol. 2008 Sep 9;18(17):R784-R794..
- 『スマホはどこまで脳を壊すか』(朝日新書) 著・榊浩平、監修・川島隆太
- 小児保険研究「中学生の睡眠習慣と 感情コントロールとの関連について」服部伸一
- Association of sleep time with diabetes mellitus and impaired glucose tolerance. Gottlieb DJ, Punjabi NM, Newman AB, et al. Arch Intern Med. 2005;165(8):863-7.
- 第47回日本心身医学会総会「睡眠障害の社会生活に及ぼす影響」駒出陽子 ／井上雄一

参考文献

- 総務省「社会生活基本調査 令和3年度版」
- スポーツ庁「令和4年度全国体力・運動能力、運動習慣等調査結果」
- 厚生労働省「健康づくりのための睡眠ガイド2023」
- Learning and memorization impairment in childhood chronic fatigue syndrome manifesting as school phobia in Japan. Miiike T, Tomoda A, Jhodoi T, et al. Brain dev 2004;26:442-447.
- 文部科学省「全国学力・学習状況調査」(平成25年度)
- The influence of sleep quality, sleep duration and sleepiness on school performance in children and adolescents: A meta-analytic review. Dewald JF, Meijer AM, Oort FJ, et al. Sleep Med Rev. 2010 Jun;14(3):179-89.
- Sleep loss, learning capacity and academic performance. Curcio G, Ferrara M, De Gennaro L. Sleep Med Rev. 2006 Oct;10(5):323-37.
- Cross-cultural differences in infant and toddler sleep. Mindell JA, Sadeh A, Wiegand B, et al. Sleep Med. 2010;11:274-80.
- Sleep duration during weekdays affects hyppocampal gray matter volume in healthy children. Taki Y, Hashizume H, Thyreau B, et al. Neuroimage 2012;60:471-5.
- Long-term sleep disturbances in children: a cause of neuronal loss. Jan JE, Reiter RJ, Bax MC,et al. Eur J Paediatr Neurol. 2010;14:380-90
- Newborn infants learn during sleep. Fifer WP, Byrd DL, Kaku M, et al. PNAS 2010;107:10320-3.
- 米国睡眠医学会 (American Academy of Sleep Medicine)
- National Sleep Foundation's updated sleep duration recommendations: final report. Hirshkowitz M, Whiton K , Albert SM, et al. Sleep Health. 2015 Dec;1(4):233-43.
- Consensus Statement of the American Academy of Sleep Medicine on the Recommended Amount of Sleep for Healthy Children: Methodology and Discussion. Paruthi S, Brooks LJ, D'Ambrosio C, et al, J Clin Sleep Med. 2016; 12(11): 1549–61.
- Cross-cultural Differences in Infant and Toddler Sleep. Mindell JA, Sadeh A, Wiegand B, et al. Sleep Med. 2010;11(3):274-80.
- 株式会社ブレインスリープ調査結果 (2021年)
- 『眠りたいけど眠れない』(昭和堂) 編・堀忠雄より、「お昼寝がつくる幼児の夜更かし」著・福田一彦
- A school refusal with biological rhythm disturbance and melatonin therapy. Tomoda A, Miike T, Uezono K, et al. Brain Dev 1994;16(1):71-6.
- Effect of long-term melatonin administration on school-phobic children and adolescents with sleep disturbances. Tomoda A, Miike T, Iwatani N, et al. Curr Therapy Res 1999;60(11):607-612
- Delayed sleep phase syndrome in adolescents: prevalence and correlates in a large population based study. Sivertsen B, Pallesen S, Stormark KM, et al. BMC Public Health 2013; 13:1163.
- Prevalence of sleep problems and relationship between sleep problems and school refusal behavior in school-aged children's and parent's ratings. Psychopathology. Hochadel J, Frölich J, Wiater , et al. 2014; 47(2):119-26.
- Sleep and school attendance in adolescence: results from a large population-based study. Hysing M, Haugland S, Stormark KM, et al. Scand J Public Health 2015; 43(1):2-9.
- 環境省2020年3月発行『紫外線環境保健マニュアル2020』
- Moorcroft WH, Kayser KH, Griggs, AJ. Subjective and objective confirmation of the ability to self-awaken at a self-predetermined time without using external means. Sleep, 1997;20: 40–5.
- CCTQ 日本語版の開発と子どもの朝方一夜型に関する研究 (科学研究費助成事業)
- Association of social jetlag and eating patterns with sleep quality and daytime sleepiness in Japanese high school students (日本の高校生におけるソーシャルジェットラグや食習慣と睡眠の質・日中の眠気との関連) (京都府立医科大学大学院医学研究科 統合生理学)

おわりに

人生100年と言われている今、睡眠の大切さがより問われていると思います。特にお子さんに質の良い睡眠をプレゼントすることが、その後の人生をより豊かにしてくれるのではないか、と。

私が2児の母として子どもたちに願うのは、自分自身を好きでいること、そしてやり抜く力を身につけることです。しかししっかり睡眠がとれていないと、この二つを育むことはできないと思っています。

「睡眠の専門家だから、毎日完璧に子育てをしているんでしょ」と思われがちですが、息子たちが夜更かしする日もあれば、「早く寝なさい！」なんて声を荒らげる日ももちろんあります。完璧な育児なんて、存在しないのです。

子育てをしている中でもう一つとても大事にしているのが、「自分自身が幸せであること」です。大人が幸せで幸福度が高いと、それが拡散して子どもだって笑顔になるはず……。だから本書では、大人の睡眠に関してもふれています。みなさんにより良い睡眠をとっていただき、ご自身の人生も楽しんでいただけるとうれしいです。

そして、科学的知見と経験をいつも共有して、この本の監修も務めてくださった三池輝久先生に深く感謝いたします。また、「絶対に世の親御さんの役に立つ」と執筆に背中を押してくださったKADOKAWAの川田央恵さん、編集協力の知野美紀子さんと共有した貴重なお時間は一生忘れません。

最後に私の息子たち、謙蔵と彪雅にもお礼を言いたいと思います。私をママにしてくれてありがとう。

子育てに仕事に家事にと毎日忙しいみなさん、この本を最後まで読んでくださりありがとうございます。少しでも本書の内容を実践することで、生活がより豊かになっていくことを心から願っています。

2024年4月　愛波あや

著者
愛波あや
Aya Aiba

慶應義塾大学文学部教育学専攻卒業。外資系企業勤務後、拠点をアメリカ・ニューヨークに移し、2014年に米国IPHI公認資格（国際認定資格）を日本人で初めて取得。現在、IPHI日本代表、Sleeping Smart Japan株式会社代表取締役。子どもの睡眠の悩みに関して、オンラインや講演などの活動を通じて累計約10万人に科学的な寝かしつけメソッドを伝授。寝かしつけの悩みを解決するおくるみスリーパーや遮光シートも開発。二児の母。著書に『ママと赤ちゃんのぐっすり本』（講談社）、『マンガで読む ぐっすり眠る赤ちゃんの寝かせ方』（主婦の友社）がある。
Instagram　@aya_aiba
official site　https://aya-aiba.com/（2024年4月現在）

監修
三池輝久
Teruhisa Miike

小児科医、小児神経科医。熊本大学病院長、日本小児神経学会理事長、兵庫県立リハビリテーション中央病院「子どものリハビリテーション睡眠・発達医療センター」センター長などを経て、現在は熊本大学名誉教授、日本眠育推進協議会理事長。子どもの睡眠障害の臨床および調査・研究活動は30年を超える。著書に『赤ちゃんと体内時計 胎児期から始まる生活習慣病』『子どもの夜ふかし 脳への脅威』（共に集英社）など。

忙《いそが》しくても能力《のうりょく》がどんどん引《ひ》き出《だ》される
子《こ》どものためのベスト睡眠《すいみん》

2024年5月22日　初版発行

著者　愛波《あいば》　あや
監修　三池《みいけ》　輝久《てるひさ》
発行者　山下　直久
発行　株式会社KADOKAWA
〒102-8177　東京都千代田区富士見2-13-3
電話0570-002-301（ナビダイヤル）
印刷所　大日本印刷株式会社
製本所　大日本印刷株式会社

●お問い合わせ
https://www.kadokawa.co.jp/（「お問い合わせ」へお進みください）
※内容によっては、お答えできない場合があります。
※サポートは日本国内のみとさせていただきます。
※Japanese text only

定価はカバーに表示してあります。

ISBN 978-4-04-606857-6　C0037